INTEROPÉRABILITÉ DES SYSTÈMES D'INFORMATION SANITAIRE EN CÔTE D'IVOIRE

Approches, Réalisations et Perspectives

Guide de référence académique et professionnel pour la conception, l'intégration et la gouvernance des systèmes d'information de santé

Par KONAN Koffi Pacôme

Éditeur: Upway Books

Auteur: KONAN Koffi Pacôme

Titre: INTEROPÉRABILITÉ DES SYSTÈMES D'INFORMATION SANITAIRE EN CÔTE D'IVOIRE : Approches, Réalisations et Perspectives

ISBN: 978-1-917916-79-0

Couverture réalisée sur: www.canva.com

Ce livre est un ouvrage de non-fiction. Les informations qu'il contient sont basées sur les recherches, l'expérience et les connaissances des auteurs au moment de la publication. L'éditeur et les auteurs ont fait tout leur possible pour garantir l'exactitude et la fiabilité des informations, mais ils 'assument aucune responsabilité en cas d'erreurs, d'omissions ou d'interprétations contraires du sujet traité. Cette publication n'est pas destinée à se substituer à un avis ou à une consultation professionnelle. Les lecteurs sont encouragés à demander l'avis d'un professionnel si nécessaire.

contact@upwaybooks.com
www.upwaybooks.com

Dédicace

À tous les professionnels de santé de Côte d'Ivoire qui œuvrent quotidiennement pour améliorer la qualité des soins et la santé publique grâce aux technologies de l'information.

À l'Hôpital Général de Yopougon Attié et à son personnel dévoué, pionniers de la transformation numérique du système de santé ivoirien.

Remerciements

Cet ouvrage n'aurait pu voir le jour sans la contribution précieuse de nombreuses personnes et institutions que nous tenons à remercier chaleureusement.

Nos remerciements s'adressent en premier lieu au Dr. Konan K. Pacôme, chirurgien-dentiste et Chef de Service à l'Hôpital Général de Yopougon Attié, dont les recherches approfondies sur la maturité numérique des établissements sanitaires constituent le socle scientifique de cet ouvrage. Ses 19 années d'expérience et son engagement pour la modernisation du système de santé ivoirien ont été une source d'inspiration constante.

Nous exprimons notre gratitude à l'équipe dirigeante et au personnel de l'Hôpital Général de Yopougon Attié pour leur collaboration active et leur ouverture lors des études de terrain. Leur engagement quotidien dans l'amélioration des processus hospitaliers a rendu possible l'analyse détaillée présentée dans ce livre.

Nos remerciements vont également au Ministère de la Santé, de l'Hygiène Publique et de la Couverture Maladie Universelle de Côte d'Ivoire, à la Direction de l'Informatique et des Systèmes d'Information Sanitaire (DIIS), ainsi qu'aux équipes du Système National d'Information Sanitaire (SNIS) pour leur soutien et la mise à disposition de données essentielles.

Nous remercions particulièrement les organisations internationales qui accompagnent la Côte d'Ivoire dans sa transformation numérique : l'Organisation Mondiale de la Santé (OMS), MEASURE Evaluation, l'Organisation Ouest Africaine de la Santé (OOAS), ainsi que les partenaires techniques et financiers qui soutiennent le développement des systèmes d'information sanitaire en Afrique de l'Ouest.

Enfin, nos remerciements s'adressent à tous les experts, chercheurs et praticiens qui ont contribué par leurs travaux et leurs réflexions à enrichir notre compréhension de l'interopérabilité des systèmes d'information sanitaire dans le contexte africain.

Avant-propos

L'Afrique de l'Ouest traverse une période de transformation numérique sans précédent de ses systèmes de santé. Dans ce contexte, la Côte d'Ivoire se positionne comme un laboratoire d'innovation et d'expérimentation pour l'interopérabilité des systèmes d'information sanitaire.

Ce livre arrive à un moment particulièrement opportun. Alors que les pays de la sous-région s'efforcent d'harmoniser leurs approches et de mutualiser leurs expériences, l'analyse approfondie du cas ivoirien offre des enseignements précieux pour l'ensemble de l'écosystème sanitaire ouest-africain.

Les travaux du Dr. Konan K. Pacôme à l'Hôpital Général de Yopougon Attié illustrent parfaitement les défis et les opportunités auxquels font face nos établissements sanitaires dans leur quête de modernisation. Son approche méthodologique, basée sur le Modèle de Maturité Numérique de l'OMS, constitue un référentiel solide pour évaluer et planifier la transformation digitale de nos hôpitaux.

L'interopérabilité n'est pas qu'une question technique ; elle représente un enjeu stratégique majeur pour l'amélioration de la qualité des soins, l'efficacité des processus hospitaliers et la prise de décision en santé publique. Ce livre démontre comment une approche systémique et progressive permet de surmonter les obstacles techniques, organisationnels et humains.

Nous espérons que cet ouvrage servira de guide pratique pour les décideurs, les responsables informatiques hospitaliers et tous les acteurs engagés dans la transformation numérique de la santé en Afrique.

Préface

En tant que praticien hospitalier et chercheur dans le domaine de la santé numérique, j'ai eu le privilège d'accompagner la transformation digitale de l'Hôpital Général de Yopougon Attié et d'observer de près les défis et les opportunités de l'interopérabilité des systèmes d'information sanitaire en Côte d'Ivoire.

Ce livre synthétise plusieurs années de recherche, d'expérimentation et de mise en œuvre pratique. Il s'appuie sur une méthodologie rigoureuse et des données empiriques collectées auprès de 551 membres du personnel hospitalier, complétées par des entretiens qualitatifs avec des experts en télémédecine et en systèmes d'information.

L'approche adoptée dans cet ouvrage reflète notre conviction que l'interopérabilité des systèmes d'information sanitaire ne peut être abordée uniquement sous l'angle technique. Elle nécessite une vision holistique intégrant les dimensions organisationnelles, humaines, réglementaires et éthiques.

Nos travaux révèlent que la Côte d'Ivoire dispose d'atouts considérables pour réussir sa transition numérique : des infrastructures de base en développement, un cadre réglementaire en évolution, des partenariats internationaux solides et surtout, une volonté politique affirmée. Cependant, des défis importants subsistent, notamment en matière de formation du personnel, de standardisation des processus et de gouvernance des données.

L'expérience de l'Hôpital Général de Yopougon Attié, bien qu'elle révèle un niveau de maturité numérique encore initial, démontre qu'une approche progressive et méthodique permet d'identifier les priorités et de construire une feuille de route réaliste pour la transformation digitale.

Ce livre s'adresse à tous ceux qui, comme nous, croient en la capacité des technologies numériques à améliorer significativement la qualité des soins et l'efficacité des systèmes de santé africains. Il propose des solutions concrètes, des recommandations pratiques et une vision prospective pour l'avenir de la santé numérique en Côte d'Ivoire et en Afrique de l'Ouest.

Dr. Konan Koffi Pacôme

Table des Matières

Chapitre 1. Introduction générale

L'Afrique de l'Ouest traverse une période de transformation numérique sans précédent de ses systèmes de santé. Dans ce contexte en mutation, l'interopérabilité des systèmes d'information sanitaire (SIS) émerge comme un enjeu stratégique majeur pour l'amélioration de la qualité des soins, l'efficacité des processus de prise de décision et la résilience des systèmes de santé face aux défis contemporains.

La Côte d'Ivoire, avec ses 26 millions d'habitants et son économie en pleine expansion, illustre parfaitement les défis et les opportunités de cette transformation. Le pays s'est engagé depuis une décennie dans une modernisation ambitieuse de son système de santé, s'appuyant sur des partenariats internationaux solides et une volonté politique affirmée de placer le numérique au cœur de sa stratégie sanitaire.

1.1. Enjeux de l'information sanitaire en Afrique de l'Ouest

L'Afrique de l'Ouest fait face à un triple défi sanitaire : la persistance des maladies infectieuses, l'émergence des maladies non transmissibles et la nécessité de renforcer ses capacités de prévention et de réponse aux urgences sanitaires. Dans ce contexte, l'information sanitaire constitue un pilier fondamental pour une prise de décision éclairée et une allocation optimale des ressources souvent limitées.

1.1.1. Le contexte épidémiologique régional

La région ouest-africaine présente un profil épidémiologique complexe caractérisé par la coexistence de plusieurs défis sanitaires. Les maladies infectieuses, notamment le paludisme, la tuberculose et le VIH/SIDA, continuent de représenter une charge importante de morbidité et de mortalité. Selon les données de l'Organisation Mondiale de la Santé (OMS), le paludisme représente encore 60% des consultations dans les formations sanitaires de la région, tandis que l'incidence de la tuberculose reste élevée avec plus de 100 cas pour 100 000 habitants dans plusieurs pays.

Parallèlement, la transition épidémiologique s'accélère avec l'émergence croissante des maladies non transmissibles (MNT). Les maladies cardiovasculaires, le diabète, les cancers et les maladies respiratoires chroniques représentent désormais plus de 40% de la charge de morbidité dans plusieurs pays de la sous-région. Cette double charge de morbidité exerce une pression considérable sur des systèmes de santé déjà fragiles et sous-financés.

1.1.2. Les défis des systèmes d'information traditionnels

Les systèmes d'information sanitaire traditionnels en Afrique de l'Ouest souffrent de plusieurs limitations structurelles qui entravent leur capacité à soutenir efficacement la prise de décision en santé publique. Ces limitations incluent :

La fragmentation des données : La plupart des pays de la région disposent de multiples systèmes d'information verticaux, développés de manière indépendante pour répondre aux besoins spécifiques de programmes de santé particuliers (VIH/SIDA, tuberculose, paludisme, vaccination, etc.). Cette approche en silos génère des duplications, des incohérences et rend difficile l'obtention d'une vision globale de la situation sanitaire.

La faible qualité des données : Les mécanismes de collecte, de validation et de contrôle qualité des données restent insuffisants dans de nombreuses formations sanitaires. Les taux de complétude et de ponctualité des rapports sont souvent inférieurs aux standards internationaux, compromettant la fiabilité des analyses et des indicateurs produits.

Les capacités techniques limitées : Le manque de personnel qualifié en informatique de santé, la vétusté des équipements informatiques et l'insuffisance des infrastructures de télécommunication constituent des obstacles majeurs à la modernisation des systèmes d'information sanitaire.

La faible utilisation des données pour la prise de décision : Paradoxalement, malgré la collecte de volumes importants de données, leur utilisation effective pour la planification, le suivi et l'évaluation des interventions sanitaires reste limitée. Cette situation s'explique en partie par l'inadéquation entre les besoins des décideurs et les informations produites par les systèmes existants.

1.1.3. L'opportunité de la transformation numérique

La révolution numérique offre des opportunités sans précédent pour transformer les systèmes d'information sanitaire en Afrique de l'Ouest. L'expansion rapide de la couverture mobile, l'amélioration des infrastructures de télécommunication et la baisse des coûts des technologies numériques créent un environnement favorable à l'innovation.

Plusieurs facteurs convergent pour faire de cette période un moment privilégié pour la modernisation des systèmes d'information sanitaire :

L'engagement politique : La plupart des gouvernements de la région ont intégré la santé numérique dans leurs stratégies nationales de développement et alloué des ressources significatives à la modernisation de leurs systèmes de santé.

Le soutien de la communauté internationale : Les partenaires techniques et financiers, notamment l'OMS, la Banque mondiale, l'USAID et les fondations privées, accordent une priorité croissante au renforcement des systèmes d'information sanitaire dans leurs programmes d'assistance.

L'émergence d'un écosystème d'innovation : Le développement d'un secteur privé dynamique dans le domaine des technologies de la santé, l'émergence de startups spécialisées et la création d'incubateurs dédiés contribuent à dynamiser l'innovation dans le secteur.

Les leçons apprises des crises sanitaires : Les épidémies récentes, notamment Ebola et COVID-19, ont mis en évidence l'importance cruciale de disposer de systèmes d'information robustes et interopérables pour une réponse efficace aux urgences sanitaires.

1.2. Objectifs et portée de l'ouvrage

Cet ouvrage vise à fournir un guide compréhensif et pratique pour la conception, l'implémentation et la gouvernance de systèmes d'information sanitaire interopérables en Côte d'Ivoire et, par extension, dans la région ouest-africaine. Il s'appuie sur les recherches approfondies menées par le Dr. Konan K. Pacôme à l'Hôpital Général de Yopougon Attié pour illustrer concrètement les défis et les solutions de l'interopérabilité dans le contexte africain.

1.2.1. Objectifs principaux

Les objectifs principaux de cet ouvrage sont multiples et s'articulent autour de quatre axes stratégiques :

Objective pédagogique : Fournir aux décideurs, responsables informatiques hospitaliers, ingénieurs en systèmes d'information sanitaire, chercheurs et autres acteurs du secteur de la santé une compréhension approfondie des enjeux, des concepts et des meilleures pratiques en matière d'interopérabilité des systèmes d'information sanitaire.

Objectif méthodologique : Proposer une méthodologie structurée et des outils pratiques pour évaluer la maturité numérique des établissements sanitaires, concevoir des architectures interopérables et conduire efficacement les projets de transformation numérique.

Objectif opérationnel : Présenter des études de cas détaillées, des retours d'expérience et des recommandations concrètes basées sur des implémentations réelles dans le contexte ivoirien et ouest-africain.

Objectif prospectif : Identifier les tendances émergentes, les innovations technologiques et les opportunités futures pour l'évolution des systèmes d'information sanitaire dans la région.

1.2.2. Public cible

Cet ouvrage s'adresse à un public diversifié d'acteurs impliqués dans la transformation numérique des systèmes de santé :

Les décideurs politiques et gestionnaires de haut niveau trouveront dans ce livre les éléments nécessaires pour élaborer des stratégies nationales de santé numérique, allouer efficacement les ressources et piloter les transformations organisationnelles nécessaires.

Les responsables informatiques hospitaliers et les directeurs des systèmes d'information y puiseront des méthodologies pratiques, des architectures de référence et des bonnes pratiques pour moderniser leurs systèmes et améliorer leur interopérabilité.

Les ingénieurs et techniciens en systèmes d'information sanitaire disposeront d'un guide technique détaillé couvrant les normes, les standards et les technologies nécessaires à l'implémentation de solutions interopérables.

Les chercheurs et étudiants en informatique de santé, santé publique ou systèmes d'information trouveront un ouvrage de référence articulant théorie et pratique, avec des exemples concrets et des pistes de recherche future.

Les partenaires techniques et financiers pourront s'appuyer sur les analyses et recommandations de ce livre pour concevoir des programmes d'assistance technique adaptés aux besoins et contraintes du contexte africain.

Les professionnels de santé engagés dans des projets de transformation numérique comprendront mieux les enjeux technologiques et organisationnels de l'interopérabilité et leur impact sur la qualité des soins.

1.2.3. Portée géographique et temporelle

Bien que cet ouvrage prenne appui principalement sur l'expérience ivoirienne, sa portée géographique s'étend à l'ensemble de la région ouest-africaine. Les défis, les contraintes et les opportunités analysés présentent en effet de nombreuses similarités dans les pays de la Communauté Économique des États de l'Afrique de l'Ouest (CEDEAO).

La perspective temporelle de l'ouvrage couvre la période 2015-2025, marquée par l'accélération de la transformation numérique des systèmes de santé africains.

Cette décennie a été caractérisée par des investissements massifs dans les infrastructures numériques, le déploiement à grande échelle de plateformes comme DHIS2, et l'émergence de nouvelles approches en matière d'interopérabilité et de gouvernance des données de santé.

1.2.4. Contribution originale

La contribution originale de cet ouvrage réside dans sa capacité à articuler trois dimensions souvent traitées séparément dans la littérature existante :

L'ancrage empirique : En s'appuyant sur les recherches du Dr. Konan K. Pacôme et l'expérience concrète de l'Hôpital Général de Yopougon Attié, l'ouvrage dépasse les analyses théoriques pour proposer des éclairages basés sur des données réelles et des expérimentations pratiques.

L'approche holistique : L'interopérabilité est abordée non seulement sous ses aspects techniques, mais également dans ses dimensions organisationnelles, humaines, réglementaires et éthiques, offrant ainsi une vision complète et nuancée des défis à relever.

La contextualisation africaine : Contrairement aux nombreux ouvrages sur l'interopérabilité des systèmes de santé développés dans et pour les pays industrialisés, ce livre prend en compte les spécificités du contexte africain en termes de ressources, d'infrastructures, de capacités et de priorités sanitaires.

1.3. Méthodologie et sources

La méthodologie adoptée pour cet ouvrage combine plusieurs approches complémentaires afin de garantir la rigueur scientifique et la pertinence pratique des analyses présentées.

1.3.1. Approche méthodologique générale

L'approche méthodologique s'articule autour de quatre composantes principales :

Revue systématique de la littérature : Une analyse exhaustive de la littérature scientifique et technique sur l'interopérabilité des systèmes d'information sanitaire a été réalisée, couvrant les publications académiques, les rapports d'organisations internationales, les documents de politique publique et les guides techniques produits par les principales organisations du secteur.

Analyse documentaire : Les documents stratégiques, réglementaires et opérationnels du système de santé ivoirien ont été analysés pour comprendre le cadre institutionnel et les orientations politiques en matière de santé numérique.

Études de cas empiriques : Plusieurs études de cas détaillées ont été menées, notamment celle de l'Hôpital Général de Yopougon Attié basée sur les recherches du Dr. Konan Koffi Pacôme, ainsi que d'autres expériences significatives dans le pays et la région.

Consultation d'experts : Des entretiens approfondis ont été menés avec des experts nationaux et internationaux en systèmes d'information sanitaire, représentants du ministère de la Santé, responsables d'organisations internationales, et praticiens hospitaliers impliqués dans des projets de transformation numérique.

1.3.2. Sources primaires

Les sources primaires de cet ouvrage incluent notamment :

Les recherches du Dr. Konan K. Pacôme : Cette étude longitudinale sur la maturité numérique de l'Hôpital Général de Yopougon Attié, basée sur le Modèle de Maturité Numérique de l'OMS, constitue l'une des sources principales de l'ouvrage. L'enquête menée auprès de 551 membres du personnel hospitalier, complétée par des entretiens qualitatifs avec des experts en télémédecine, fournit des données empiriques précieuses sur l'état de la transformation numérique des établissements sanitaires ivoiriens.

Les données du Système National d'Information Sanitaire (SNIS) : Les statistiques et indicateurs produits par la Direction de l'Informatique et des Systèmes d'Information Sanitaire (DIIS) du ministère de la Santé ivoirien ont été mobilisées pour analyser l'évolution du système d'information sanitaire national.

Les rapports d'évaluation de projets : Les rapports d'évaluation des principaux projets de modernisation des systèmes d'information sanitaire en Côte d'Ivoire, notamment le déploiement de DHIS2, l'implémentation d'OpenELIS et les initiatives d'interopérabilité entre différents systèmes, ont été analysés pour identifier les leçons apprises et les bonnes pratiques.

Les entretiens avec les acteurs clés : Des entretiens semi-structurés ont été menés avec une vingtaine d'acteurs clés, incluant des responsables du ministère de la Santé, des directeurs d'hôpitaux, des responsables de projets internationaux, et des représentants d'organisations techniques spécialisées.

1.3.3. Sources secondaires

Les sources secondaires mobilisées comprennent :

La littérature scientifique internationale : Plus de 200 publications scientifiques ont été recensées et analysées, couvrant les domaines de l'informatique de santé, de l'interopérabilité des systèmes d'information, de la santé publique et des systèmes de santé africains.

Les rapports d'organisations internationales : Les publications de l'OMS, de la Banque mondiale, de l'USAID, de MEASURE Evaluation, de l'Organisation Ouest Africaine de la Santé (OOAS) et d'autres organismes spécialisés ont été analysées pour comprendre les tendances régionales et internationales.

Les documents normatifs et techniques : Les standards et normes internationales en matière d'interopérabilité (HL7, FHIR, ICD, SNOMED, etc.) ont été étudiés, ainsi que les guides d'implémentation et les bonnes pratiques développées par les organisations spécialisées.

Les études comparatives régionales : Les expériences d'autres pays ouest-africains en matière de systèmes d'information sanitaire ont été analysées pour identifier les approches innovantes et les leçons transférables au contexte ivoirien.

1.3.4. Cadre d'analyse

L'analyse des données collectées s'appuie sur plusieurs cadres conceptuels reconnus dans le domaine des systèmes d'information sanitaire :

Le Modèle de Maturité Numérique de l'OMS : Ce modèle, qui structure l'analyse autour de six dimensions (leadership numérique, capacités technologiques, utilisation des outils numériques, interopérabilité des systèmes, participation des patients et impact des technologies), sert de grille d'analyse principale pour évaluer l'état de développement des systèmes d'information sanitaire.

Le Cadre d'Interopérabilité de l'OMS : Ce cadre, qui distingue quatre niveaux d'interopérabilité (fondationnel, structurel, sémantique et organisationnel), guide l'analyse des défis et des solutions en matière d'interopérabilité.

Le modèle COBIT pour la gouvernance IT : Les principes de gouvernance des systèmes d'information issus du modèle COBIT sont mobilisés pour analyser les aspects de gouvernance et de pilotage des transformations numériques.

Le cadre d'analyse des politiques publiques : L'analyse des politiques de santé numérique s'appuie sur les approches classiques d'analyse des politiques publiques, notamment l'analyse des acteurs, des processus et des instruments d'action publique.

1.3.5. Limites méthodologiques

Il convient de reconnaître certaines limites méthodologiques de cette étude :

Biais géographique : Bien que l'ouvrage vise une portée régionale, l'analyse s'appuie principalement sur l'expérience ivoirienne. La généralisation des conclusions à d'autres contextes nationaux doit donc être effectuée avec prudence.

Biais temporel : Le secteur de la santé numérique évoluant rapidement, certaines analyses et recommandations pourraient nécessiter des actualisations régulières pour maintenir leur pertinence.

Accès aux données : Malgré la collaboration active des institutions, l'accès à certaines données sensibles ou stratégiques a pu être limité, ce qui peut affecter la complétude de certaines analyses.

Représentativité des échantillons : Bien que l'étude du Dr. Konan K. Pacôme porte sur un échantillon significatif de 551 personnes, sa limitation à un seul établissement peut limiter la généralisation des résultats à l'ensemble du système hospitalier ivoirien.

Malgré ces limites, la méthodologie adoptée garantit un niveau de rigueur et de fiabilité suffisant pour répondre aux objectifs de l'ouvrage et fournir des éclairages utiles aux acteurs du secteur de la santé numérique en Afrique de l'Ouest.

Chapitre 2. Contexte sanitaire et numérique en Côte d'Ivoire

Pour comprendre les enjeux de l'interopérabilité des systèmes d'information sanitaire en Côte d'Ivoire, il est essentiel d'analyser le contexte dans lequel évoluent ces systèmes. Ce chapitre présente une analyse approfondie du système de santé ivoirien, de son architecture institutionnelle et de l'état de développement de ses infrastructures numériques.

2.1. Système de santé ivoirien : acteurs et niveaux de services

Le système de santé ivoirien s'organise selon une architecture pyramidale à trois niveaux, héritée du modèle français et adaptée aux réalités locales. Cette organisation hiérarchique influence directement la conception et l'implémentation des systèmes d'information sanitaire, notamment en termes de flux de données et d'exigences d'interopérabilité.

2.1.1. Organisation pyramidale du système de santé

Le niveau primaire ou périphérique constitue la base de la pyramide sanitaire. Il comprend les Établissements Sanitaires de Premier Contact (ESPC) qui représentent le premier recours pour la population. Ces structures incluent :

Les Centres de Santé Ruraux (CSR) et Centres de Santé Urbains (CSU), au nombre de plus de 1 800 structures réparties sur l'ensemble du territoire national. Ces centres offrent le Paquet Minimum d'Activités (PMA) comprenant les soins curatifs de base, les soins obstétricaux et néonataux d'urgence de base (SONUB), la vaccination, la planification familiale et les activités de promotion de la santé.

27

Les formations sanitaires à base communautaire, notamment les cases de santé villageoises animées par des agents de santé communautaire. Ces structures jouent un rôle crucial dans l'extension de la couverture sanitaire vers les populations rurales et isolées.

Les dispensaires et infirmeries d'entreprises qui complètent l'offre de soins primaires en milieu professionnel.

Le niveau secondaire ou intermédiaire comprend les structures de référence départementales et régionales :

Les Centres Hospitaliers Régionaux (CHR), au nombre de 31, qui servent de première référence pour les districts sanitaires de leur ressort. Ils offrent le Paquet Complémentaire d'Activités (PCA) incluant les spécialités de base (médecine interne, chirurgie générale, gynécologie-obstétrique, pédiatrie), l'imagerie médicale et les examens de laboratoire plus complexes.

Les hôpitaux généraux, comme l'Hôpital Général de Yopougon Attié qui fait l'objet de l'étude de cas principale de cet ouvrage, qui offrent des services spécialisés et servent de référence pour plusieurs formations sanitaires de premier niveau.

Le niveau tertiaire regroupe les structures nationales de référence :

Les Centres Hospitaliers Universitaires (CHU), notamment les CHU de Cocody, Treichville et Bouaké, qui concentrent les plateaux techniques les plus sophistiqués et offrent des soins hautement spécialisés.

Les instituts et centres spécialisés nationaux (Institut National de Santé Publique, Centre National de Transfusion Sanguine, etc.) qui développent une expertise pointue dans des domaines spécifiques.

2.1.2. Le secteur privé de la santé

Le secteur privé de la santé joue un rôle croissant dans l'offre de soins en Côte d'Ivoire. Il se compose de plusieurs catégories d'acteurs :

Le secteur privé lucratif comprend plus de 500 cliniques et cabinets médicaux privés, concentrés principalement dans les grandes villes. Ces structures proposent souvent des plateaux techniques modernes et des services de qualité, mais restent financièrement inaccessibles à une large partie de la population.

Le secteur privé confessionnel représente une part significative de l'offre de soins, particulièrement dans les zones rurales. Les missions catholiques, protestantes et islamiques gèrent plus de 200 formations sanitaires qui jouent un rôle important dans l'amélioration de l'accès aux soins des populations les plus vulnérables.

Les entreprises et mutuelles de santé développent leurs propres structures de soins pour leurs employés et adhérents, contribuant à diversifier l'offre de services de santé.

2.1.3. Gouvernance et pilotage du système

La gouvernance du système de santé ivoirien s'articule autour de plusieurs instances :

Au niveau central, le Ministère de la Santé, de l'Hygiène Publique et de la Couverture Maladie Universelle (MSHP-CMU) assure le pilotage stratégique du secteur. Il élabore les politiques nationales de santé, définit les normes et standards, et coordonne l'action des différents acteurs.

Au niveau déconcentré, les Directions Régionales de la Santé (DRS) et les

Directions Départementales de la Santé (DDS) assurent la mise en œuvre des politiques nationales et la supervision des formations sanitaires de leur ressort.

Au niveau opérationnel, les Districts Sanitaires constituent l'échelon de base de l'organisation administrative du système de santé. Ils coordonnent les activités des formations sanitaires de premier niveau et assurent l'interface avec les structures de référence.

2.1.4. Défis du système de santé ivoirien

Malgré les progrès réalisés depuis la fin de la crise politico-militaire de 2010-2011, le système de santé ivoirien fait face à plusieurs défis majeurs qui influencent directement les besoins en matière de systèmes d'information :

L'accès géographique inégal aux soins : La répartition géographique des formations sanitaires demeure inégale, avec des densités beaucoup plus faibles en milieu rural. Cette situation nécessite des solutions d'information adaptées pour améliorer la coordination entre les niveaux de soins et optimiser les références/contre-références.

Les déficits en ressources humaines : Avec un ratio de 1,4 médecin pour 10 000 habitants (bien en deçà des standards OMS de 23 pour 10 000), le système souffre d'une insuffisance quantitative et qualitative du personnel de santé. Cette contrainte rend d'autant plus cruciale l'optimisation des processus grâce aux technologies numériques.

Le financement insuffisant : Les dépenses publiques de santé représentent seulement 1,8% du PIB, très en deçà des 5% recommandés par l'OMS. Cette contrainte budgétaire nécessite une allocation optimale des ressources, rendue possible par des systèmes d'information performants.

La qualité des soins : Les indicateurs de qualité révèlent des marges d'amélioration importantes dans de nombreux domaines. L'amélioration de la qualité passe notamment par une meilleure information des professionnels de santé et des gestionnaires, justifiant les investissements dans les systèmes d'information.

Encadré 2.1 : Indicateurs clés du système de santé ivoirien (2023)

- Population : 26,8 millions d'habitants
- Espérance de vie : 58,7 ans

- Mortalité infantile : 68 pour 1000 naissances vivantes
- Mortalité maternelle : 645 pour 100 000 naissances vivantes
- Couverture vaccinale (DTC3) : 87%
- Prévalence du VIH : 2,8%
- Incidence du paludisme : 334 pour 1000 habitants
- Formations sanitaires publiques : 1 876
- Formations sanitaires privées : 734
- Lits d'hospitalisation : 8 912 (3,3 pour 10 000 habitants)

2.2. Architecture institutionnelle et politique numérique

La transformation numérique du système de santé ivoirien s'appuie sur une architecture institutionnelle spécifique et une politique numérique volontariste. Cette section analyse les structures de gouvernance, les cadres réglementaires et les orientations stratégiques qui encadrent le développement des systèmes d'information sanitaire.

2.2.1. Cadre institutionnel de la santé numérique

L'architecture institutionnelle de la santé numérique en Côte d'Ivoire résulte d'une évolution progressive initiée au début des années 2000 et accélérée depuis 2015. Elle s'articule autour de plusieurs institutions clés :

La Direction de l'Informatique et des Systèmes d'Information Sanitaire (DIIS) constitue l'organe central de pilotage des systèmes d'information sanitaire. Créée en 2008 au sein du Ministère de la Santé, la DIIS a pour mission de définir la stratégie nationale en matière de systèmes d'information sanitaire, de coordonner les initiatives sectorielles et d'assurer la supervision technique des projets.

La DIIS s'organise autour de quatre services spécialisés : le Service des Systèmes d'Information de Routine (SSIR), chargé de la gestion du DHIS2 et des systèmes de collecte de données ; le Service des Systèmes d'Information Spécialisés (SSIS), responsable des systèmes verticaux de surveillance et de gestion des programmes ; le Service de l'Infrastructure et de la Sécurité Informatique (SISI), qui gère les aspects techniques et sécuritaires ; et le Service de la Formation et de l'Assistance Technique (SFAT), dédié au renforcement des capacités.

Le Comité National de Pilotage des Systèmes d'Information Sanitaire (CNP-SIS) assure la gouvernance stratégique et la coordination intersectorielle. Présidé par le Ministre de la Santé, ce comité réunit les directeurs centraux du ministère, les représentants des partenaires techniques et financiers, et les responsables des principales institutions sanitaires.

L'Autorité de Régulation des Télécommunications/TIC de Côte d'Ivoire (ARTCI) joue un rôle crucial dans la régulation des aspects télécommunications et dans l'application du cadre réglementaire national en matière de données personnelles et de cybersécurité.

L'Agence Nationale de Service Universel des Télécommunications/TIC (ANSUT) contribue au développement des infrastructures de télécommunication dans les zones rurales et défavorisées, facilitant ainsi l'extension de la couverture des systèmes d'information sanitaire.

2.2.2. Politique nationale de santé numérique

La Côte d'Ivoire s'est dotée en 2019 d'une Stratégie Nationale de Santé Numérique (SNSN) 2020-2024, qui constitue le cadre de référence pour la transformation numérique du secteur de la santé. Cette stratégie s'articule autour de cinq axes prioritaires :

Axe 1 : Renforcement de la gouvernance et du leadership en santé numérique. Cet axe vise à consolider les structures de pilotage, à clarifier les rôles et responsabilités des différents acteurs, et à renforcer les capacités de planification et de coordination des initiatives de santé numérique.

Axe 2 : Développement des infrastructures et de l'architecture d'interopérabilité. L'objectif est de mettre en place une architecture technique nationale permettant l'interopérabilité des systèmes d'information sanitaire, en s'appuyant sur des standards internationaux et des solutions technologiques adaptées au contexte local.

Axe 3 : Renforcement des capacités humaines et institutionnelles. Cet axe prioritaire vise à développer les compétences techniques et managériales nécessaires à la mise en œuvre et à la maintenance des systèmes d'information sanitaire, notamment par la formation continue du personnel et la création de nouveaux profils professionnels.

Axe 4 : Amélioration de la qualité des données et de leur utilisation pour la prise de décision. L'accent est mis sur l'amélioration des processus de collecte, de validation et d'analyse des données sanitaires, ainsi que sur le développement d'outils d'aide à la décision adaptés aux besoins des différents niveaux du système de santé.

Axe 5 : Développement de services numériques innovants pour les citoyens. Cette composante vise à améliorer l'accès des populations aux services de santé grâce aux technologies numériques, notamment par le développement de la télémédecine, des services mobiles de santé (mHealth) et des plateformes d'information sanitaire grand public.

2.2.3. Cadre réglementaire et normatif

Le développement des systèmes d'information sanitaire en Côte d'Ivoire s'appuie sur un cadre réglementaire en évolution, qui intègre progressivement les exigences de protection des données personnelles et de sécurité numérique.

La loi sur la protection des données personnelles (Loi n°2013-450 du 19 juin 2013) constitue le socle juridique de la protection des données en Côte d'Ivoire. Cette loi, inspirée de la directive européenne de 1995 et anticipant certains aspects du RGPD, définit les principes fondamentaux de collecte, de traitement et de conservation des données personnelles.

La loi établit notamment les principes de finalité (les données ne peuvent être collectées que pour des finalités déterminées, explicites et légitimes), de proportionnalité (les données collectées doivent être adéquates, pertinentes et non excessives), et de conservation limitée (les données ne peuvent être conservées au-delà de la durée nécessaire à la réalisation des finalités pour lesquelles elles ont été collectées).

Le décret d'application relatif aux systèmes d'information sanitaire (Décret n°2020-234 du 25 mars 2020) précise les modalités d'application de la loi sur la protection des données dans le secteur de la santé. Il définit les catégories de données de santé pouvant être traitées, les mesures de sécurité à mettre en œuvre, et les procédures d'autorisation pour les traitements de données sensibles.

La stratégie nationale de cybersécurité (2018-2023) inclut un volet spécifique aux systèmes d'information critiques, dont font partie les systèmes d'information sanitaire. Cette stratégie définit les exigences minimales de sécurité, les procédures de gestion des incidents et les mécanismes de coopération entre les différents acteurs.

2.2.4. Partenariats et coopération internationale

La transformation numérique du système de santé ivoirien bénéficie d'un accompagnement technique et financier important de la part de partenaires internationaux. Ces partenariats jouent un rôle déterminant dans l'introduction de nouvelles technologies, le renforcement des capacités et l'harmonisation avec les standards internationaux.

L'Organisation Mondiale de la Santé (OMS) accompagne la Côte d'Ivoire dans l'élaboration de sa stratégie de santé numérique et fournit une assistance technique pour l'adoption des standards internationaux d'interopérabilité.

L'OMS soutient également le renforcement des capacités locales et la participation du pays aux initiatives régionales de coopération.

MEASURE Evaluation, financé par l'USAID, a joué un rôle central dans le déploiement et l'optimisation de DHIS2 en Côte d'Ivoire. Ce partenariat a permis la formation de centaines d'utilisateurs, le développement de modules spécialisés et l'amélioration des processus de collecte et d'analyse des données.

La Banque mondiale finance plusieurs projets de modernisation du système de santé incluant des composantes importantes de systèmes d'information. Le projet PDSS (Projet de Développement du Secteur de la Santé) et le projet PREDIC (Projet de Renforcement et d'Extension des Interventions de Développement Communautaire) intègrent des investissements significatifs dans les infrastructures et les systèmes d'information.

L'Organisation Ouest Africaine de la Santé (OOAS) coordonne les initiatives régionales d'harmonisation des systèmes d'information sanitaire. La Côte d'Ivoire participe activement à l'initiative régionale de déploiement de DHIS2 et aux travaux d'élaboration de standards communs pour l'interopérabilité.

2.3. Infrastructures réseaux et couverture territoriale

Le développement de systèmes d'information sanitaire interopérables dépend étroitement de la qualité et de la couverture des infrastructures de télécommunication. Cette section analyse l'état des infrastructures numériques en Côte d'Ivoire et leur capacité à soutenir les ambitions de transformation numérique du secteur de la santé.

2.3.1. État des infrastructures de télécommunication

La Côte d'Ivoire a réalisé des investissements massifs dans ses infrastructures de télécommunication au cours des deux dernières décennies, positionnant le pays comme un hub régional pour les communications numériques en Afrique de l'Ouest.

Le réseau de fibre optique constitue l'épine dorsale du système de télécommunication ivoirien. Le pays dispose de plus de 15 000 kilomètres de fibre optique terrestre, complétés par plusieurs câbles sous-marins (ACE, MainOne, WACS, SAT-3) qui le connectent aux réseaux internationaux. Cette infrastructure permet d'assurer une connectivité haut débit aux principales villes et centres administratifs.

L'Agence Nationale de Service Universel des Télécommunications/TIC (ANSUT) coordonne le déploiement de la fibre optique vers les zones rurales et isolées dans le cadre du projet "Côte d'Ivoire Numérique". Ce projet ambitionne de connecter l'ensemble des 205 sous-préfectures du pays d'ici 2025, créant ainsi les conditions techniques nécessaires à l'extension des systèmes d'information sanitaire vers les formations sanitaires périphériques.

Les réseaux mobiles connaissent un développement rapide et constituent souvent la solution privilégiée pour la connectivité des formations sanitaires, particulièrement en milieu rural. La couverture 4G atteint désormais 85% de la population, tandis que les premiers déploiements 5G ont été initiés dans les principales agglomérations.

Les trois opérateurs mobiles (Orange, MTN et Moov) ont développé des offres spécialisées pour les administrations publiques et les établissements de santé, incluant des solutions de connectivité dédiée, des services cloud et des applications mobiles sectorielles.

L'infrastructure électrique demeure un défi majeur pour la digitalisation du secteur de la santé. Malgré les progrès réalisés, le taux d'accès à l'électricité reste de 70% au niveau national et de seulement 45% en milieu rural. Cette contrainte affecte directement la capacité des formations sanitaires périphériques à utiliser efficacement les outils numériques.

Le gouvernement a lancé plusieurs initiatives pour améliorer l'accès à l'électricité, notamment le Programme d'Électrification Rurale (PRODER) et le projet PRODDEL (Projet de Développement de l'Électrification). Ces programmes prévoient l'électrification prioritaire des formations sanitaires dans le cadre de l'amélioration des services sociaux de base.

2.3.2. Connectivité des formations sanitaires

L'analyse de la connectivité des formations sanitaires révèle des disparités importantes selon le niveau de soins et la localisation géographique. Une enquête menée par la DIIS en 2023 auprès de 1 200 formations sanitaires fournit des données précises sur cet aspect crucial de l'infrastructure numérique de santé.

Au niveau tertiaire, l'ensemble des CHU et centres spécialisés nationaux disposent d'une connectivité haut débit par fibre optique, avec des débits allant de 100 Mbps à 1 Gbps selon les besoins. Ces établissements ont également mis en place des solutions de redondance (connexions multiples, liens de secours) pour assurer la continuité de service.

Au niveau secondaire, 89% des CHR et hôpitaux généraux disposent d'une connexion internet, dont 67% par fibre optique et 33% par liens mobiles 4G. Les débits varient entre 10 et 100 Mbps selon les établissements. L'Hôpital Général de Yopougon Attié, objet de l'étude de cas détaillée dans ce livre, dispose d'une connexion fibre de 50 Mbps avec un lien de secours 4G.

Au niveau primaire, la situation est plus contrastée : 73% des centres de santé urbains disposent d'une connexion internet (principalement 4G), contre seulement 34% des centres de santé ruraux. Cette fracture numérique constitue un obstacle majeur à l'extension des systèmes d'information sanitaire vers les niveaux périphériques.

Tableau 2.1 : Connectivité des formations sanitaires par niveau (2023)

Niveau de soins	Nombre de structures	Taux de connectivité	Type de connexion principal	Débit moyen
Tertiaire (CHU)	3	100%	Fibre optique	500 Mbps
Secondaire (CHR/ HG)	45	89%	Fibre optique (67%)	35 Mbps
Primaire urbain	456	73%	4G (78%)	8 Mbps
Primaire rural	1420	34%	3G/4G (95%)	3 Mbps

2.3.3. Solutions technologiques adaptées

Face aux contraintes d'infrastructure, les acteurs du secteur de la santé ont développé des solutions technologiques adaptées au contexte local, privilégiant la robustesse, la simplicité d'utilisation et l'optimisation de la bande passante.

Les solutions hors ligne (offline) jouent un rôle crucial dans les zones à faible connectivité. DHIS2, la plateforme centrale du système d'information sanitaire ivoirien, intègre des fonctionnalités de synchronisation permettant la saisie et la consultation de données en mode déconnecté. Les données sont ensuite synchronisées automatiquement lorsque la connexion est rétablie.

Les applications mobiles légères ont été développées spécifiquement pour fonctionner sur des smartphones d'entrée de gamme avec des connexions 2G/3G intermittentes. L'application DHIS2 Capture, utilisée par plus de 3 000 agents de santé communautaire, optimise l'utilisation de la bande passante et intègre des mécanismes de compression des données.

Les solutions satellitaires sont déployées dans les zones les plus isolées où les infrastructures terrestres font défaut. Le projet pilote "Santé Connectée" a équipé 50 centres de santé ruraux de terminaux VSAT (Very Small Aperture Terminal) permettant une connectivité permanente avec un débit de 2 Mbps.

Les réseaux privés virtuels (VPN) sécurisent les communications entre les formations sanitaires et les serveurs centraux. La DIIS a déployé une infrastructure VPN nationale permettant l'accès sécurisé aux systèmes d'information depuis n'importe quel point de connexion internet.

2.3.4. Projets d'amélioration de la connectivité

Plusieurs projets ambitieux visent à améliorer significativement la connectivité des formations sanitaires au cours des prochaines années :

Le projet "e-Santé Côte d'Ivoire", financé par la Banque mondiale à hauteur de 50 millions de dollars, prévoit l'équipement de 500 formations sanitaires supplémentaires en infrastructures de connectivité. Ce projet inclut l'installation de panneaux solaires pour assurer l'autonomie énergétique des équipements numériques.

L'initiative "Hôpitaux Connectés", menée en partenariat avec Orange Côte d'Ivoire, vise à déployer des solutions de connectivité haut débit dans 100 hôpitaux de référence d'ici 2025. Cette initiative inclut la mise en place d'infrastructures Wi-Fi hospitalières et de solutions de télémédecine.

Le programme "Villages Intelligents" du ministère de la Transformation Numérique prévoit l'équipement de 1 000 villages en infrastructures numériques de base, incluant systématiquement la formation sanitaire locale. Ce programme devrait considérablement améliorer la connectivité des centres de santé ruraux.

2.3.5. Défis et contraintes persistants

Malgré les progrès réalisés et les projets en cours, plusieurs défis persistants limitent encore le développement optimal des systèmes d'information sanitaire :

Les coûts de connectivité demeurent élevés, particulièrement pour les formations sanitaires de petite taille. Les tarifs de l'internet haut débit en Côte d'Ivoire restent supérieurs à ceux pratiqués dans d'autres pays de niveau de développement similaire, ce qui limite la capacité d'investissement des établissements.

La maintenance des équipements pose des défis particuliers dans les zones rurales isolées. La disponibilité limitée de techniciens qualifiés et les difficultés d'approvisionnement en pièces de rechange entraînent des taux de panne élevés et des délais de réparation prolongés.

La sécurité des infrastructures constitue une préoccupation croissante, avec des risques de vol d'équipements, de sabotage ou de cyberattaques. Ces risques nécessitent des investissements supplémentaires en matière de sécurité physique et logique.

L'harmonisation des solutions techniques reste un défi majeur. La multiplicité des fournisseurs, des technologies et des standards utilisés complique l'interopérabilité et augmente les coûts de maintenance et d'évolution des systèmes.

Ces défis soulignent l'importance d'une approche coordonnée et progressive pour l'amélioration de la connectivité des formations sanitaires, intégrant les dimensions techniques, financières et organisationnelles. Le chapitre suivant analyse comment ces contraintes d'infrastructure influencent les choix technologiques et les stratégies d'interopérabilité adoptées en Côte d'Ivoire.

Chapitre 3. Concepts et normes d'interopérabilité

L'interopérabilité des systèmes d'information sanitaire constitue un domaine technique complexe qui nécessite une compréhension approfondie des concepts fondamentaux, des standards internationaux et de leur adaptation aux contextes locaux. Ce chapitre présente les bases conceptuelles et normatives de l'interopérabilité, en analysant leur pertinence et leur applicabilité dans le contexte ouest-africain.

3.1. Définition et niveaux d'interopérabilité

L'interopérabilité, dans le contexte des systèmes d'information sanitaire, désigne la capacité de différents systèmes, applications ou composants à échanger des informations et à utiliser ces informations de manière cohérente et significative. Cette définition, apparemment simple, recouvre en réalité plusieurs dimensions techniques et organisationnelles qu'il convient d'analyser en détail.

3.1.1. Définitions fondamentales

L'interopérabilité technique concerne la capacité de deux systèmes à établir une communication et à échanger des données au niveau des protocoles de transport, des formats de messages et des interfaces techniques. Elle constitue le prérequis indispensable à toute forme d'échange d'information entre systèmes.

L'interopérabilité syntaxique (également appelée interopérabilité structurelle) porte sur la capacité à interpréter la structure et le format des données échangées. Elle garantit que les systèmes communicants utilisent des formats de données compatibles et peuvent analyser correctement la structure des messages reçus.

L'interopérabilité sémantique concerne la capacité à interpréter le sens et la signification des données échangées. Elle assure que l'information transmise par un système source est comprise de la même manière par le système destinataire, indépendamment des différences de terminologie ou de codification.

L'interopérabilité organisationnelle englobe la capacité des organisations à collaborer efficacement malgré leurs différences de processus, de politiques et de structures. Elle inclut les aspects de gouvernance, de workflows et d'alignement des objectifs métier.

3.1.2. Le modèle à quatre niveaux de l'OMS

L'Organisation Mondiale de la Santé a développé un modèle conceptuel structurant l'interopérabilité en quatre niveaux hiérarchiques, largement adopté dans la communauté internationale de la santé numérique.

Niveau 1 : Interopérabilité fondationnelle (Foundational Interoperability)

Ce niveau de base permet l'échange de données entre systèmes sans que le système récepteur puisse nécessairement interpréter les données reçues. Il s'agit principalement de la capacité à transmettre et recevoir des messages, indépendamment de leur contenu ou signification.

Les protocoles de communication (TCP/IP, HTTP, HTTPS), les mécanismes d'authentification et les services web de base constituent les composants techniques de ce niveau. Dans le contexte ivoirien, ce niveau est généralement bien maîtrisé par les systèmes existants, DHIS2 et OpenELIS disposant par exemple de capacités d'échange fondationnelle robustes.

Niveau 2 : Interopérabilité structurelle (Structural Interoperability)

Ce niveau assure que les systèmes peuvent interpréter la structure des données échangées. Il définit les formats de messages, les schémas de données et les syntaxes utilisées pour l'échange d'information.

Les standards comme HL7 (Health Level Seven), XML (eXtensible Markup Language), JSON (JavaScript Object Notation) et les schémas de base de données normalisés constituent les principales technologies de ce niveau. L'implémentation de ce niveau nécessite une coordination technique importante entre les systèmes communicants.

Niveau 3 : Interopérabilité sémantique (Semantic Interoperability)

Le niveau sémantique garantit que les systèmes partagent une compréhension commune du sens des données échangées. Il s'appuie sur des vocabulaires contrôlés, des terminologies standardisées et des ontologies médicales.

Les standards terminologiques comme ICD (International Classification of Diseases), SNOMED CT (Systematized Nomenclature of Medicine Clinical Terms), LOINC (Logical Observation Identifiers Names and Codes) et les mappings entre différents systèmes de codification constituent les outils principaux de ce niveau.

Niveau 4 : Interopérabilité organisationnelle (Organizational Interoperability)

Le niveau le plus élevé intègre les aspects organisationnels, légaux et de gouvernance nécessaires à une interopérabilité complète. Il inclut les politiques d'échange de données, les accords de coopération, les processus de gouvernance et les mécanismes de résolution des conflits.

Ce niveau est souvent le plus complexe à atteindre car il nécessite une coordination entre multiples organisations ayant des objectifs, des contraintes et des cultures différentes. Dans le contexte ivoirien, les initiatives de gouvernance pilotées par la DIIS visent précisément à développer ce niveau d'interopérabilité.

3.1.3. Dimensions transversales de l'interopérabilité

Au-delà des quatre niveaux classiques, plusieurs dimensions transversales influencent la réussite des projets d'interopérabilité :

La sécurité et la confidentialité constituent des préoccupations centrales qui doivent être intégrées à tous les niveaux d'interopérabilité. Les mécanismes d'authentification, de chiffrement, de contrôle d'accès et d'audit des échanges sont essentiels pour maintenir la confiance des utilisateurs et le respect des réglementations.

La performance et la scalabilité déterminent la capacité des solutions d'interopérabilité à fonctionner efficacement à grande échelle. Les aspects de latence, de débit, de disponibilité et de montée en charge doivent être anticipés dès la conception des architectures.

La résilience et la gestion des erreurs garantissent la robustesse des échanges face aux pannes, aux interruptions de réseau et aux erreurs de données. Les mécanismes de retry, de compensation et de récupération d'erreur sont cruciaux dans des environnements où la connectivité peut être intermittente.

L'évolutivité et la maintenance assurent la pérennité des solutions d'interopérabilité face aux évolutions technologiques et fonctionnelles. La capacité à faire évoluer les interfaces, à intégrer de nouveaux systèmes et à maintenir la compatibilité avec les versions antérieures constitue un facteur critique de succès.

3.1.4. Typologie des échanges d'information

Les systèmes d'information sanitaire doivent gérer différents types d'échanges d'information, chacun présentant des exigences spécifiques d'interopérabilité :

Les échanges temps réel (synchrones) nécessitent une réponse immédiate et sont typiques des consultations de données patients, des vérifications d'éligibilité ou des alertes sanitaires. Ces échanges exigent des performances élevées et une disponibilité maximale des systèmes.

Les échanges différés (asynchrones) acceptent un délai de traitement et concernent généralement la transmission de rapports, la synchronisation de données ou les mises à jour de référentiels. Ces échanges offrent plus de flexibilité mais nécessitent des mécanismes robustes de gestion des files d'attente et de récupération d'erreur.

Les échanges en lot (batch) regroupent de multiples transactions en une seule opération, optimisant l'utilisation de la bande passante et simplifiant la gestion des erreurs. Ils sont particulièrement adaptés aux environnements à connectivité limitée comme ceux rencontrés en Afrique de l'Ouest.

Les échanges événementiels sont déclenchés par des événements spécifiques (admission d'un patient, résultat d'examen, alerte épidémiologique) et nécessitent des mécanismes de notification et de routage sophistiqués.

Encadré 3.1 : Évaluation de la maturité d'interopérabilité

L'évaluation de la maturité d'interopérabilité d'un système ou d'une organisation peut s'appuyer sur une grille d'analyse structurée :

- **Niveau 0 (Inexistant)** : Aucune capacité d'échange d'information
- **Niveau 1 (Initial)** : Échanges ponctuels et manuels
- **Niveau 2 (Développé)** : Échanges automatisés mais propriétaires
- **Niveau 3 (Défini)** : Utilisation de standards reconnus
- **Niveau 4 (Géré)** : Processus de gouvernance établis
- **Niveau 5 (Optimisé)** : Amélioration continue et innovation

3.2. Normes internationales (HL7, FHIR, ICD, SNOMED, LOINC, DICOM)

L'écosystème des standards d'interopérabilité en santé s'est considérablement enrichi au cours des dernières décennies. Cette section présente les principales normes internationales utilisées dans les systèmes d'information sanitaire, en analysant leur pertinence et leur applicabilité dans le contexte africain.

3.2.1. Health Level Seven (HL7)

HL7 (Health Level Seven) constitue l'une des familles de standards les plus importantes et les plus largement adoptées dans le domaine de l'interopérabilité des systèmes de santé. Développé depuis 1987 par HL7 International, ce standard définit des formats et protocoles pour l'échange d'information clinique et administrative.

HL7 Version 2 (HL7 v2) représente la version la plus déployée mondialement, avec des millions d'implémentations dans plus de 55 pays. Cette version définit des structures de messages pour les principales transactions hospitalières : admission/sortie/transfert (ADT), commandes et résultats d'examens (ORM/ORU), facturation (DFT), gestion des stocks pharmaceutiques, etc.

Les messages HL7 v2 utilisent une syntaxe délimitée par des caractères spéciaux (segments séparés par des retours chariot, champs séparés par des pipes |, composants séparés par des circonflexes ^) qui facilite l'analyse informatique tout en restant lisible par l'humain. Cette simplicité a contribué à son adoption massive, même si elle limite sa flexibilité.

HL7 Version 3 (HL7 v3) représente une refonte complète du standard, basée sur une approche orientée objet et utilisant XML comme syntaxe. HL7 v3 s'appuie sur le Reference Information Model (RIM), un modèle de données unifié qui décrit les concepts fondamentaux du domaine de la santé.

Bien que techniquement plus avancé, HL7 v3 a rencontré des difficultés d'adoption dues à sa complexité et aux coûts d'implémentation élevés. Son utilisation reste limitée à des domaines spécialisés et à certaines régulations nationales (comme aux États-Unis avec Meaningful Use).

Clinical Document Architecture (CDA) constitue une application spécialisée de HL7 v3 pour l'échange de documents cliniques structurés. CDA définit une architecture permettant de créer des documents cliniques portables, persistants et authentifiables, tout en préservant leur signification clinique.

Les documents CDA peuvent être créés et consultés par différents systèmes sans perte d'information, ce qui en fait un standard particulièrement adapté aux échanges inter-établissements. Plusieurs pays européens ont adopté CDA comme standard national pour les dossiers médicaux partagés.

3.2.2. Fast Healthcare Interoperability Resources (FHIR)

FHIR (Fast Healthcare Interoperability Resources) représente la dernière génération des standards HL7, développée pour répondre aux limitations des versions précédentes et aux besoins de l'écosystème numérique moderne. Lancé en 2011, FHIR combine la simplicité de HL7 v2 avec la flexibilité des technologies web contemporaines.

Architecture basée sur les ressources : FHIR organise l'information de santé en "ressources" modulaires et réutilisables (Patient, Observation, Medication, Procedure, etc.). Chaque ressource correspond à un concept métier spécifique et peut être manipulée indépendamment, facilitant la granularité des échanges et la réutilisabilité des composants.

Technologies web natives : FHIR s'appuie sur les standards web omniprésents (HTTP, REST, JSON, XML, OAuth) qui sont familiers aux développeurs et largement supportés par les infrastructures existantes. Cette approche réduit considérablement les barrières à l'adoption et facilite l'intégration avec les applications web et mobiles.

Profilage et extension : FHIR permet de créer des profils nationaux ou régionaux qui spécialisent les ressources de base selon les besoins locaux. Cette flexibilité est particulièrement importante pour l'adaptation aux contextes africains où les pratiques, réglementations et priorités sanitaires peuvent différer des standards occidentaux.

Adoption croissante : FHIR connaît une adoption rapide dans le monde entier, soutenue par de grands acteurs technologiques (Microsoft, Google, Amazon, Apple) et des régulations gouvernementales (21st Century Cures Act aux États-Unis, European Health Data Space en Europe).

Dans le contexte ouest-africain, FHIR présente plusieurs avantages : sa simplicité facilite l'implémentation avec des ressources techniques limitées, sa modularité permet des déploiements progressifs, et sa base web s'adapte bien aux infrastructures mobiles prévalentes dans la région.

3.2.3. International Classification of Diseases (ICD)

La Classification Internationale des Maladies (CIM/ICD) constitue le standard mondial de référence pour la classification des maladies et des problèmes de santé connexes. Développée et maintenue par l'Organisation Mondiale de la Santé, l'ICD sert à des fins épidémiologiques, de gestion de la santé et cliniques.

ICD-10, la version actuellement en vigueur dans la plupart des pays, comprend environ 14 000 codes organisés en 22 chapitres thématiques. Cette classification permet de standardiser l'enregistrement des diagnostics, des causes de décès et des raisons de consultation à l'échelle internationale.

En Côte d'Ivoire, l'ICD-10 est officiellement adoptée depuis 2008 et son utilisation est obligatoire dans toutes les formations sanitaires publiques. Cependant, des études révèlent des taux d'utilisation variables selon le niveau de soins : 85% dans les CHU, 67% dans les CHR et seulement 34% dans les centres de santé primaires.

ICD-11, adoptée par l'Assemblée Mondiale de la Santé en 2019 et entrée en vigueur en janvier 2022, apporte des améliorations significatives : structure plus logique, terminologies multilingues, intégration de nouvelles entités pathologiques (troubles liés aux jeux vidéo, médecine traditionnelle), et surtout, une architecture numérique native facilitant l'interopérabilité.

La transition vers ICD-11 représente un défi et une opportunité pour les systèmes d'information sanitaire africains. Les pays peuvent profiter de cette transition pour moderniser leurs systèmes de codification et améliorer leurs capacités d'interopérabilité sémantique.

3.2.4. Systematized Nomenclature of Medicine Clinical Terms (SNOMED CT)

SNOMED CT constitue la terminologie clinique la plus complète et la plus précise au monde, avec plus de 350 000 concepts actifs couvrant l'ensemble des domaines de la médecine. Développée par SNOMED International, cette terminologie permet une représentation détaillée et non ambiguë des concepts cliniques.

Architecture ontologique : SNOMED CT s'organise selon une structure hiérarchique et des relations sémantiques qui permettent d'exprimer des concepts complexes et leurs interrelations. Cette richesse sémantique facilite l'analyse de données cliniques, la recherche et l'aide à la décision.

Multilingualisme : SNOMED CT supporte de multiples langues, incluant l'anglais, l'espagnol, le français et de nombreuses autres langues. Cette capacité multilingue est particulièrement pertinente pour l'Afrique de l'Ouest francophone.

Défis d'adoption en Afrique : Malgré ses qualités techniques, SNOMED CT rencontre des obstacles à l'adoption en Afrique : coûts de licence élevés, complexité d'implémentation, nécessité de compétences spécialisées et adaptation limitée aux pathologies tropicales et à la médecine traditionnelle.

Des initiatives sont en cours pour faciliter l'adoption de SNOMED CT en Afrique, notamment par le développement d'extensions africaines et des programmes de formation spécialisés. L'Organisation Ouest Africaine de la Santé étudie la faisabilité d'un déploiement régional coordonné.

3.2.5. Logical Observation Identifiers Names and Codes (LOINC)

LOINC fournit une nomenclature universelle pour l'identification des tests de laboratoire, des mesures cliniques et des documents de santé. Développé par le Regenstrief Institute, LOINC contient plus de 95 000 termes couvrant l'ensemble des domaines de la biologie médicale et des observations cliniques.

Structure des codes LOINC : Chaque code LOINC est défini par six dimensions : le composant mesuré (Component), la propriété mesurée (Property), le système ouspécimen (System), l'échelle de mesure (Scale), la méthode de mesure (Method), et le délai de mesure (Time).

Pertinence pour l'Afrique de l'Ouest : LOINC est particulièrement important pour l'interopérabilité des systèmes de laboratoire, un domaine prioritaire en Afrique où les réseaux de laboratoire jouent un rôle crucial dans la surveillance épidémiologique et le diagnostic des maladies infectieuses.

En Côte d'Ivoire, l'implémentation d'OpenELIS (Open Enterprise Laboratory Information System) utilise partiellement LOINC pour standardiser l'identification des analyses de laboratoire. Cette initiative pilote permet d'évaluer la faisabilité d'un déploiement plus large de LOINC dans la région.

3.2.6. Digital Imaging and Communications in Medicine (DICOM)

DICOM constitue le standard international pour la gestion, le stockage, l'impression et la transmission d'informations d'imagerie médicale. Développé conjointement par l'American College of Radiology et la National Electrical Manufacturers Association, DICOM assure l'interopérabilité des équipements d'imagerie médicale.

Composants de DICOM : Le standard DICOM définit à la fois un format de fichier pour les images médicales et un protocole de communication réseau. Il spécifie comment les images doivent être stockées, les métadonnées associées et les procédures d'échange entre équipements.

PACS et workflow radiologique : DICOM s'intègre dans les systèmes PACS (Picture Archiving and Communication System) qui gèrent l'ensemble du workflow radiologique, de l'acquisition d'image à l'archivage à long terme, en passant par l'interprétation et la distribution.

Situation en Afrique de l'Ouest : L'adoption de DICOM en Afrique de l'Ouest reste limitée aux établissements de niveau tertiaire disposant d'équipements d'imagerie modernes. Les contraintes budgétaires et techniques limitent le déploiement de solutions PACS complètes, mais des initiatives pilotes émergent dans plusieurs pays.

Tableau 3.1 : Comparaison des principales normes d'interopérabilité

Standard	Domaine d'application	Complexité	Adoption en Afrique	Coût
HL7 v2	Échanges hospitaliers	Moyenne	Croissante	Gratuit
FHIR	Interopérabilité moderne	Faible à moyenne	Émergente	Gratuit
ICD-10/11	Classification diagnostics	Faible	Élevée	Gratuit
SNOMED CT	Terminologie clinique	Élevée	Très faible	Payant
LOINC	Tests de laboratoire	Moyenne	Faible	Gratuit
DICOM	Imagerie médicale	Élevée	Faible	Gratuit

Tableau 3.1 : Comparaison des principales normes d'interopérabilité

3.3. Standards d'échange et profils nationaux

L'adaptation des standards internationaux aux contextes nationaux et régionaux constitue un enjeu majeur pour la réussite des projets d'interopérabilité. Cette section analyse les approches de profiling, les initiatives de standardisation nationales et régionales, ainsi que les défis spécifiques de l'adaptation aux contextes africains.

3.3.1. Concept de profilage des standards

Le profilage (profiling) consiste à spécialiser et contraindre les standards internationaux pour répondre aux besoins spécifiques d'un contexte national, régional ou sectoriel. Cette approche permet de conserver la compatibilité avec les standards globaux tout en s'adaptant aux particularités locales.

Types de contraintes : Le profilage peut introduire différents types de contraintes : rendre obligatoires des éléments optionnels dans le standard de base, restreindre les valeurs possibles d'un champ, ajouter des extensions spécifiques au contexte local, ou définir des règles de validation particulières.

Avantages du profilage : Cette approche présente plusieurs avantages : préservation de l'interopérabilité internationale, adaptation aux réglementations locales, prise en compte des spécificités épidémiologiques et culturelles, et facilitation de l'implémentation par une réduction de la complexité.

Défis du profilage : Le profilage soulève également des défis : risque de fragmentation si les profils sont trop divergents, complexité de maintenance des profils dans le temps, nécessité d'expertise technique spécialisée, et coûts de développement et de validation.

3.3.2. Initiatives de standardisation en Côte d'Ivoire

La Côte d'Ivoire a initié plusieurs démarches de standardisation nationale pour faciliter l'interopérabilité de ses systèmes d'information sanitaire :

Le Cadre d'Interopérabilité des Systèmes d'Information de Santé de Côte d'Ivoire (CI-SIS CI) constitue l'initiative la plus ambitieuse. Développé par la DIIS avec l'appui technique de l'OMS et d'experts internationaux, ce cadre définit les standards techniques et sémantiques à utiliser dans tous les projets de santé numérique du pays.

Le CI-SIS CI s'articule autour de plusieurs composants : un profil national FHIR spécialisé pour les besoins ivoiriens, des guides d'implémentation pour les principales intégrations (DHIS2-OpenELIS, DHIS2-SIGDEP), des terminologies adaptées au contexte épidémiologique local, et un référentiel d'identifiants patients unifié.

Le Dictionnaire National des Indicateurs de Santé (DNIS) standardise la définition, le calcul et l'interprétation des indicateurs de santé utilisés à tous les niveaux du système. Ce dictionnaire facilite l'interopérabilité sémantique en assurant une compréhension commune des indicateurs entre les différents systèmes et utilisateurs.

Le Référentiel National des Structures Sanitaires (RNSS) fournit un système d'identification unique pour toutes les formations sanitaires du pays. Ce référentiel, intégré dans DHIS2, facilite les échanges inter-systèmes en assurant une identification cohérente des structures.

Le Profil National d'Identité Patient définit les règles d'identification et d'authentification des patients dans les systèmes d'information sanitaire. Ce profil intègre les spécificités du contexte ivoirien (populations nomades, faible taux de documentation officielle, multilinguisme) tout en respectant les standards internationaux.

3.3.3. Harmonisation régionale CEDEAO

L'Organisation Ouest Africaine de la Santé (OOAS) coordonne plusieurs initiatives d'harmonisation des standards d'interopérabilité à l'échelle de la CEDEAO :

Le Cadre d'Interopérabilité Régional de l'Afrique de l'Ouest vise à faciliter les échanges d'information sanitaire entre les pays de la région. Cette initiative s'appuie sur les standards internationaux tout en tenant compte des spécificités régionales communes.

L'Initiative DHIS2 Régionale coordonne le déploiement et l'harmonisation de DHIS2 dans les 15 pays de la CEDEAO. Cette initiative permet de mutualiser les expériences, de développer des modules communs et de faciliter les échanges de données épidémiologiques régionales.

Le Réseau Régional de Surveillance Épidémiologique développe des standards communs pour la surveillance des maladies prioritaires en Afrique de l'Ouest. Ces standards facilitent la détection précoce des épidémies et la coordination des réponses régionales.

3.3.4. Défis de l'adaptation au contexte africain

L'adaptation des standards internationaux au contexte ouest-africain soulève plusieurs défis spécifiques qu'il convient d'analyser :

Diversité linguistique : La coexistence de langues officielles européennes (français, anglais, portugais) et de centaines de langues locales complique la standardisation terminologique. Les initiatives de traduction et d'adaptation doivent prendre en compte cette diversité tout en maintenant la cohérence sémantique.

Spécificités épidémiologiques : Le profil épidémiologique de l'Afrique de l'Ouest, dominé par les maladies infectieuses et la malnutrition, nécessite des adaptations des terminologies et classifications développées pour les pays industrialisés. Les maladies tropicales négligées, la médecine traditionnelle et les pratiques culturelles spécifiques doivent être intégrées dans les standards.

Contraintes de ressources : Les limitations en ressources humaines qualifiées, en infrastructures techniques et en financement influencent les choix de standardisation. Les solutions retenues doivent être simples à implémenter, peu coûteuses à maintenir et adaptées aux capacités locales.

Hétérogénéité des systèmes existants : La coexistence de systèmes anciens et modernes, de solutions propriétaires et open source, et de niveaux de maturité technique très variables complique l'harmonisation. Les stratégies de migration progressive et de coexistence doivent être soigneusement planifiées.

Gouvernance et coordination : La multiplicité des acteurs (gouvernements, partenaires internationaux, secteur privé, organisations régionales) nécessite des mécanismes de gouvernance robustes pour assurer la cohérence des initiatives de standardisation. La coordination entre les niveaux national et régional reste un défi majeur.

3.3.5. Bonnes pratiques pour le développement de profils nationaux

L'expérience internationale et les premières implémentations africaines permettent d'identifier plusieurs bonnes pratiques pour le développement de profils nationaux :

Approche participative : L'implication des utilisateurs finaux, des professionnels de santé et des développeurs dès les phases de conception assure une meilleure acceptation et une adaptation aux besoins réels. Les ateliers de co-conception et les phases de pilotage sont essentiels.

Démarche progressive : Le développement par itérations successives permet d'apprendre des expériences, de corriger les erreurs et d'adapter les profils aux retours des utilisateurs. Une approche "big bang" présente des risques élevés d'échec.

Documentation et formation : La qualité de la documentation technique, des guides d'implémentation et des programmes de formation détermine largement le succès de l'adoption des profils. Les investissements dans ces aspects "soft" sont aussi importants que les développements techniques.

Gouvernance et maintenance : La mise en place d'instances de gouvernance pérennes, de processus de maintenance et d'évolution, et de mécanismes de support aux acteurs assure la durabilité des profils développés.

Alignement régional : La coordination avec les initiatives régionales et l'harmonisation avec les profils des pays voisins facilitent les échanges transfrontaliers et réduisent les coûts de développement par la mutualisation des expériences.

Ces bonnes pratiques sont progressivement intégrées dans les initiatives de standardisation en Côte d'Ivoire et dans la région, contribuant à améliorer les chances de succès des projets d'interopérabilité. Le chapitre suivant analyse comment ces standards et profils s'intègrent dans les architectures concrètes des systèmes d'information sanitaire.

Chapitre 4. Architecture des systèmes d'information sanitaire (SIS)

L'architecture des systèmes d'information sanitaire constitue la fondation technique sur laquelle repose l'interopérabilité. Ce chapitre analyse les différents modèles architecturaux, leurs composants clés et les plateformes d'intégration nécessaires à la mise en œuvre d'écosystèmes d'information sanitaire cohérents et interopérables. L'analyse s'appuie sur les expériences internationales et les spécificités du contexte ouest-africain.

4.1. Modèles centralisés vs distribués vs hybrides

Le choix du modèle architectural constitue une décision stratégique fondamentale qui influence l'ensemble des aspects techniques, organisationnels et économiques d'un système d'information sanitaire. Cette section analyse les avantages et inconvénients des différentes approches architecturales en considérant les contraintes spécifiques des pays en développement.

4.1.1. Architecture centralisée

L'architecture centralisée concentre l'ensemble des données, des traitements et des services dans un nombre limité de centres de données gérés de manière unifiée. Ce modèle, historiquement dominant dans les premières générations de systèmes d'information, présente des caractéristiques particulières dans le contexte sanitaire.

Caractéristiques techniques : Dans une architecture centralisée, tous les utilisateurs accèdent aux mêmes serveurs centraux via des interfaces clientes (applications web, applications mobiles, terminaux légers). Les données sont stockées dans des bases de données centrales, les traitements sont exécutés sur des serveurs partagés, et la logique métier est concentrée au niveau central.

Avantages de la centralisation : Ce modèle offre plusieurs avantages significatifs, particulièrement appréciables dans les contextes à ressources limitées. La cohérence des données est assurée par construction, puisqu'il n'existe qu'une seule version de chaque information. La sécurité est facilitée par la concentration des mesures de protection sur un nombre limité de sites. La maintenance et les mises à jour sont simplifiées, ne nécessitant d'interventions que sur les serveurs centraux. Les coûts d'infrastructure peuvent être optimisés par la mutualisation des ressources.

Inconvénients et limitations : L'architecture centralisée présente également des inconvénients majeurs. La dépendance totale à la connectivité réseau rend le système inutilisable en cas de panne de liaison. Les performances peuvent se dégrader avec l'augmentation du nombre d'utilisateurs simultanés. Le risque de panne unique (single point of failure) peut paralyser l'ensemble du système. La latence peut être élevée pour les utilisateurs distants des centres de données.

Applicabilité au contexte africain : L'architecture centralisée présente des défis particuliers en Afrique de l'Ouest. Les infrastructures de télécommunication, bien qu'en amélioration, restent caractérisées par une connectivité intermittente et des coûts élevés. La concentration géographique des compétences techniques limite les capacités de support local. Cependant, cette approche peut être pertinente pour certains cas d'usage spécifiques, comme les systèmes de surveillance épidémiologique ou les référentiels nationaux.

4.1.2. Architecture distribuée

L'architecture distribuée répartit les données, les traitements et les services sur multiple sites géographiquement dispersés, chacun disposant d'une autonomie opérationnelle tout en participant à un système global cohérent.

Caractéristiques techniques : Dans ce modèle, chaque site dispose de ses propres serveurs, bases de données et applications. Les sites communiquent entre eux pour échanger des informations et maintenir la cohérence globale du système. La synchronisation des données peut être effectuée en temps réel ou en différé selon les contraintes techniques et les besoins métier.

Avantages de la distribution : Cette approche offre une résilience élevée, chaque site pouvant fonctionner de manière autonome même en cas de défaillance des communications. Les performances locales sont optimisées puisque les traitements s'effectuent au plus près des utilisateurs. L'évolutivité est facilitée par la possibilité d'ajouter de nouveaux sites sans impacter l'architecture existante. L'adaptation aux spécificités locales est possible tout en maintenant une cohérence globale.

Défis de l'architecture distribuée : La complexité technique est considérablement accrue, nécessitant des compétences spécialisées en systèmes distribués. La cohérence des données devient un défi majeur, particulièrement en présence de connectivité intermittente. Les coûts d'infrastructure sont multipliés par le nombre de sites. La sécurité doit être assurée sur de multiples points d'accès. La gouvernance et la coordination entre sites nécessitent des mécanismes sophistiqués.

Pertinence pour l'Afrique de l'Ouest : L'architecture distribuée présente une pertinence particulière pour l'Afrique de l'Ouest en raison de sa capacité à fonctionner malgré les contraintes de connectivité. Elle permet une approche progressive, commençant par quelques sites pilotes avant une extension graduelle. Cependant, elle nécessite des investissements importants en formation et en ressources techniques locales.

4.1.3. Architecture hybride

L'architecture hybride combine les avantages des approches centralisée et distribuée en adaptant le modèle architectural aux spécificités de chaque composant du système d'information sanitaire.

Principe de l'hybridation : Dans ce modèle, certains composants restent centralisés (par exemple, les référentiels nationaux, les systèmes de surveillance épidémiologique, les services d'identité) tandis que d'autres sont distribués (dossiers patients locaux, gestion des stocks, planification locale). Cette répartition s'effectue selon des critères de criticité, de fréquence d'accès, de volumétrie et de contraintes réglementaires.

Stratégies d'hybridation : Plusieurs stratégies peuvent être adoptées pour concevoir une architecture hybride. La stratégie par niveau hiérarchique aligne l'architecture sur la structure du système de santé (national centralisé, régional distribué, local autonome). La stratégie par domaine fonctionnel centralise certaines fonctions (épidémiologie, approvisionnement) tout en distribuant d'autres (soins cliniques, gestion locale). La stratégie par criticité centralise les fonctions critiques tout en distribuant les fonctions secondaires.

Avantages de l'approche hybride : Cette approche permet d'optimiser l'architecture selon les spécificités de chaque composant. Elle offre une flexibilité d'évolution, permettant de faire migrer progressivement des composants d'un modèle à l'autre selon l'évolution des contraintes. Elle facilite la coexistence avec les systèmes existants pendant les phases de transition. Elle permet d'optimiser les coûts en centralisant les ressources coûteuses tout en distribuant les fonctions nécessitant une proximité locale.

Complexité de mise en œuvre : L'architecture hybride présente une complexité de conception et de mise en œuvre élevée, nécessitant une expertise technique approfondie. La définition des interfaces entre composants centralisés et distribués est critique. La gouvernance doit intégrer les spécificités de chaque modèle architectural. Les stratégies de sécurité doivent être adaptées à l'hétérogénéité architecturale.

Encadré 4.1 : Critères de choix architectural

Le choix du modèle architectural doit considérer plusieurs critères clés :

- **Contraintes techniques :** Qualité de connectivité, infrastructures disponibles

- **Contraintes organisationnelles :** Autonomie souhaitée, capacités de gouvernance

- **Contraintes financières :** Budget d'investissement, coûts récurrents

- **Contraintes réglementaires :** Localisation des données, souveraineté numérique

- **Contraintes fonctionnelles :** Besoins d'interopérabilité, performances requises

- **Contraintes temporelles :** Urgence de déploiement, planification à long terme

---

Analyse comparative des modèles

L'analyse comparative des trois modèles architecturaux révèle que chacun présente des avantages et inconvénients spécifiques selon le contexte d'application.

Performance et évolutivité : L'architecture centralisée offre des performances optimales pour un nombre limité d'utilisateurs mais peut rencontrer des goulots d'étranglement avec la croissance. L'architecture distribuée assure des performances locales élevées mais peut souffrir de latence pour les échanges inter-sites. L'architecture hybride permet d'optimiser les performances selon les besoins spécifiques de chaque composant.

Coûts d'investissement et d'exploitation : La centralisation minimise les coûts d'infrastructure par la mutualisation mais peut générer des coûts de connectivité élevés. La distribution multiplie les coûts d'infrastructure mais réduit les coûts de télécommunication. L'hybridation permet d'optimiser les coûts mais nécessite une expertise architecturale coûteuse.

Complexité de mise en œuvre : La centralisation présente la complexité la plus faible mais peut être inadaptée aux contraintes locales. La distribution génère une complexité technique élevée mais offre plus de flexibilité. L'hybridation présente la complexité de conception la plus élevée mais permet la meilleure adaptation aux contraintes multiples.

Résilience et disponibilité : La centralisation présente un risque de panne unique mais permet une protection centralisée. La distribution offre la résilience la plus élevée mais complique la coordination. L'hybridation permet d'adapter la résilience aux criticités spécifiques de chaque composant.

4.2. Composants clés : DMP, DME, HIS, LIS, SIG, PMS

Les systèmes d'information sanitaire modernes s'articulent autour de plusieurs composants fonctionnels spécialisés qui doivent interagir de manière cohérente pour assurer une prise en charge globale des patients et une gestion efficace des établissements de santé. Cette section analyse les principaux composants et leurs enjeux d'interopérabilité.

4.2.1. Dossier Médical Personnel (DMP)

Le Dossier Médical Personnel constitue le référentiel central d'information clinique d'un patient, regroupant l'ensemble de ses données de santé produites par différents professionnels et établissements de santé tout au long de sa vie.

Fonctionnalités du DMP : Le DMP intègre plusieurs types d'informations : les données d'identification du patient, ses antécédents médicaux et chirurgicaux, ses allergies et intolérances, ses traitements en cours et passés, les résultats d'examens biologiques et d'imagerie, les comptes-rendus de consultation et d'hospitalisation, et les documents de prévention (vaccinations, dépistages).

Architecture technique du DMP : Le DMP peut être implémenté selon différents modèles techniques. Le modèle centralisé stocke toutes les données dans un référentiel national unique. Le modèle fédéré maintient les données dans leurs systèmes d'origine tout en offrant une vue unifiée via des mécanismes d'indexation et de recherche distribués. Le modèle hybride combine stockage centralisé pour certaines données critiques et fédération pour les données volumineuses ou sensibles.

Enjeux d'interopérabilité : L'efficacité du DMP dépend étroitement de sa capacité à intégrer des informations provenant de multiples sources hétérogènes. L'interopérabilité sémantique est cruciale pour assurer la cohérence des terminologies médicales utilisées par différents professionnels. L'interopérabilité technique doit permettre l'alimentation automatique du DMP par les différents systèmes producteurs de données. L'interopérabilité organisationnelle nécessite des accords entre les différents acteurs sur les règles d'accès et de partage des informations.

Défis spécifiques au contexte africain : La mise en œuvre de DMP en Afrique de l'Ouest fait face à plusieurs défis spécifiques. L'identification des patients est compliquée par les faibles taux de documentation officielle et la mobilité des populations. La multilinguismes nécessite des interfaces adaptées et des mécanismes de traduction. Les contraintes de connectivité exigent des solutions de synchronisation robustes. La coexistence de médecine moderne et traditionnelle nécessite des modèles de données étendus.

4.2.2. Dossier Médical Électronique (DME)

Le Dossier Médical Électronique se concentre sur la gestion des informations cliniques au sein d'un établissement de santé spécifique, optimisant les workflows locaux et la coordination entre les équipes soignantes.

Distinction DMP/DME : Contrairement au DMP qui vise une vision longitudinale et multi-établissements du parcours patient, le DME optimise la gestion locale des épisodes de soins. Le DME intègre plus finement les spécificités organisationnelles de l'établissement, ses protocoles de soins et ses circuits de validation. Il peut inclure des fonctionnalités avancées comme l'aide à la décision clinique, la prescription électronique ou la planification des ressources.

Composants fonctionnels du DME : Un DME complet intègre plusieurs modules : gestion des admissions et du parcours patient, saisie et consultation des observations cliniques, prescription et administration médicamenteuse, demande et consultation des examens complémentaires, planification et suivi des actes techniques, édition de comptes-rendus et courriers médicaux, et interfaces avec les équipements médicaux.

Intégration avec l'écosystème hospitalier : Le DME doit s'intégrer avec l'ensemble des systèmes de l'établissement de santé. L'intégration avec le système d'information hospitalier (HIS) assure la cohérence des données administratives. L'intégration avec le système d'information de laboratoire (LIS) permet la récupération automatique des résultats d'analyses. L'intégration avec les systèmes d'imagerie (PACS/RIS) facilite l'accès aux images et comptes-rendus radiologiques. L'intégration avec les équipements biomédicaux permet la récupération automatique des données de monitoring.

Défis d'adoption en Afrique : L'adoption des DME en Afrique de l'Ouest rencontre plusieurs obstacles. Les coûts d'acquisition et de maintenance sont souvent prohibitifs pour les établissements de taille moyenne. La formation du personnel médical et paramédical nécessite des investissements importants. La résistance au changement peut être forte, particulièrement chez les professionnels expérimentés. L'adaptation aux pratiques locales et aux contraintes réglementaires nécessite des développements spécifiques.

4.2.3. Système d'Information Hospitalier (HIS)

Le Système d'Information Hospitalier constitue l'épine dorsale informationnelle d'un établissement de santé, intégrant les aspects cliniques, administratifs, financiers et logistiques de la gestion hospitalière.

Périmètre fonctionnel du HIS : Le HIS couvre l'ensemble des processus hospitaliers. La gestion administrative inclut l'admission des patients, la gestion des rendez-vous, la facturation et le recouvrement. La gestion clinique comprend la planification des soins, le suivi des prescriptions et l'organisation des équipes. La gestion financière intègre la comptabilité analytique, le contrôle de gestion et la tarification. La gestion logistique couvre les achats, les stocks, la maintenance et les ressources humaines.

Architecture modulaire : Les HIS modernes adoptent une architecture modulaire permettant une implémentation progressive et une adaptation aux spécificités de chaque établissement. Les modules de base incluent la gestion des patients (PMS), la gestion financière, la gestion des ressources humaines et la gestion des stocks. Les modules avancés peuvent inclure la planification des ressources (ERP), la gestion de la qualité, la business intelligence et l'aide à la décision.

Intégration et interopérabilité : Le succès d'un HIS dépend largement de sa capacité d'intégration avec les autres systèmes de l'établissement. L'intégration native permet un échange transparent d'informations entre les différents modules du HIS. L'intégration par interfaces assure la communication avec les systèmes tiers (DME, LIS, PACS). L'intégration par services web facilite les échanges avec les systèmes externes (autres établissements, systèmes nationaux).

Tendances d'évolution : Les HIS évoluent vers des plateformes ouvertes et interopérables. Le cloud computing permet de réduire les coûts d'infrastructure et de faciliter la maintenance. Les architectures orientées services (SOA) améliorent la flexibilité et l'évolutivité. L'intelligence artificielle et l'apprentissage automatique apportent de nouvelles capacités d'analyse et d'aide à la décision. Les interfaces utilisateur se modernisent avec des technologies web et mobiles.

4.2.4. Système d'Information de Laboratoire (LIS)

Le Système d'Information de Laboratoire gère l'ensemble du workflow de biologie médicale, depuis la demande d'analyse jusqu'à la validation et la transmission des résultats.

Processus de laboratoire : Le LIS couvre l'intégralité du processus analytique. La phase pré-analytique inclut la gestion des demandes, l'étiquetage des échantillons et la traçabilité. La phase analytique intègre la planification des analyses, l'interfaçage avec les automates et le contrôle qualité. La phase post-analytique comprend la validation biologique, l'édition des comptes-rendus et la transmission des résultats.

Spécificités techniques : Les LIS présentent des contraintes techniques particulières liées aux spécificités de la biologie médicale. L'interfaçage avec les automates d'analyse nécessite des protocoles de communication spécialisés (souvent propriétaires). La gestion des contrôles qualité exige des fonctionnalités statistiques avancées. La traçabilité réglementaire impose des mécanismes d'audit et d'archivage rigoureux. La gestion des nomenclatures (LOINC, NABM) nécessite des référentiels spécialisés.

Interopérabilité du LIS : L'interopérabilité du LIS revêt une importance particulière dans le contexte africain où les réseaux de laboratoire jouent un rôle crucial dans la surveillance épidémiologique. L'intégration avec les systèmes hospitaliers permet la récupération automatique des demandes et la transmission des résultats. L'intégration avec les systèmes nationaux facilite la surveillance des maladies à déclaration obligatoire. L'intégration avec les systèmes de recherche permet la valorisation des données pour l'épidémiologie et la recherche clinique.

Cas d'OpenELIS en Côte d'Ivoire : L'implémentation d'OpenELIS en Côte d'Ivoire illustre les défis et opportunités des LIS en Afrique de l'Ouest. Ce système open source a été adapté aux spécificités locales (pathologies tropicales, contraintes réglementaires, langues locales). Son déploiement dans plus de 100 laboratoires a permis d'améliorer significativement la qualité des analyses et la surveillance épidémiologique. L'intégration avec DHIS2 facilite la remontée automatique des données de surveillance.

4.2.5. Système d'Information Géographique (SIG)

Les Systèmes d'Information Géographique appliqués à la santé permettent l'analyse spatiale des phénomènes sanitaires, facilitant la planification, la surveillance épidémiologique et la gestion des urgences.

Applications en santé publique : Les SIG santé couvrent de multiples applications. La cartographie épidémiologique permet de visualiser la répartition géographique des maladies et d'identifier les clusters. La planification sanitaire utilise l'analyse spatiale pour optimiser l'implantation des infrastructures de santé. La gestion des urgences bénéficie de la localisation en temps réel des ressources et des besoins. La surveillance environnementale corrèle les facteurs environnementaux avec les indicateurs de santé.

Données géospatiales en santé : Les SIG santé intègrent plusieurs types de données géospatiales. Les données démographiques incluent la répartition de la population, les caractéristiques socio-économiques et les mouvements migratoires. Les données sanitaires comprennent l'incidence des maladies, la mortalité et la couverture vaccinale. Les données d'infrastructures incluent la localisation des formations sanitaires, des pharmacies et des laboratoires. Les données environnementales intègrent la qualité de l'eau, la pollution atmosphérique et les vecteurs de maladie.

Technologies SIG : Les SIG modernes s'appuient sur des technologies diverses. Les serveurs de données géospatiales (PostGIS, Oracle Spatial) assurent le stockage et la manipulation des données spatiales. Les serveurs cartographiques (GeoServer, MapServer) publient les cartes et services web géographiques. Les clients SIG (QGIS, ArcGIS) permettent l'analyse et la visualisation avancées. Les API de cartographie web (Google Maps, OpenStreetMap) facilitent l'intégration dans les applications métier.

Interopérabilité géospatiale : L'interopérabilité des SIG repose sur des standards spécifiques développés par l'Open Geospatial Consortium (OGC). Les Web Map Services (WMS) permettent la publication de cartes web interopérables. Les Web Feature Services (WFS) facilitent l'échange de données vectorielles. Les Catalog Services for the Web (CSW) permettent la découverte de ressources géospatiales. Les formats d'échange (GML, KML, Shapefile) assurent la portabilité des données.

4.2.6. Système de Gestion des Patients (PMS)

Le Système de Gestion des Patients constitue le cœur administratif de la plupart des systèmes d'information sanitaire, gérant l'identité des patients, leurs admissions et leur parcours au sein du système de santé.

Gestion de l'identité patient : Le PMS assure l'identification unique et fiable des patients dans le système d'information. Cette fonction, apparemment simple, soulève des défis complexes dans le contexte africain : homonymies fréquentes, variations d'orthographe des noms, mobilité des populations, et faible taux de documentation officielle. Le PMS doit implémenter des algorithmes de dédoublonnage sophistiqués et des mécanismes de fusion/séparation d'identités.

Gestion du parcours patient : Le PMS suit le patient tout au long de son parcours de soins. L'admission enregistre l'arrivée du patient et détermine son circuit de prise en charge. Le suivi du séjour documente les transferts entre services, les consultations et les actes réalisés. La sortie formalise la fin de l'épisode de soins et déclenche les processus de facturation et de suivi.

Intégration avec les autres systèmes : Le PMS constitue souvent le référentiel d'identité patient pour l'ensemble de l'écosystème informatique hospitalier. Son intégration avec le DME assure la cohérence des données d'identification. Son intégration avec le LIS permet l'association automatique des résultats d'analyses aux patients. Son intégration avec les systèmes de facturation automatise la tarification des actes.

Standards d'interopérabilité : Les PMS modernes utilisent des standards d'interopérabilité reconnus pour faciliter les échanges avec les autres systèmes. Les messages HL7 ADT (Admission Discharge Transfer) standardisent les notifications de mouvement des patients. Les ressources FHIR Patient et Encounter offrent une alternative moderne pour les échanges d'information patient. Les standards d'identification (IHE PIX/PDQ) facilitent la réconciliation d'identités entre systèmes.

Tableau 4.1 : Matrice d'interopérabilité entre composants SIS

Source / Cible	DMP	DME	HIS	LIS	SIG	PMS
DMP	-	Élevée	Moyenne	Élevée	Faible	Élevée
DME	Élevée	-	Élevée	Élevée	Faible	Élevée
HIS	Moyenne	Élevée	-	Moyenne	Moyenne	Élevée
LIS	Élevée	Élevée	Moyenne	-	Moyenne	Élevée
SIG	Faible	Faible	Moyenne	Moyenne	-	Moyenne
PMS	Élevée	Élevée	Élevée	Élevée	Moyenne	-

4.3. Plateformes d'intégration : ESB, API gateway, bus de santé

L'intégration efficace des multiples componants d'un écosystème de systèmes d'information sanitaire nécessite des plateformes technologiques spécialisées. Cette section analyse les principales solutions d'intégration, leurs architectures et leur pertinence dans le contexte des systèmes de santé africains.

4.3.1. Enterprise Service Bus (ESB)

L'Enterprise Service Bus constitue une architecture d'intégration basée sur un bus de communication central qui permet à différents systèmes d'échanger des informations de manière découplée et standardisée.

Principe architectural de l'ESB : L'ESB fonctionne comme un médiateur central entre les différents systèmes d'information. Chaque système se connecte au bus via des adaptateurs spécialisés qui traduisent les formats propriétaires en formats standards. Le bus assure le routage intelligent des messages, la transformation des données, la gestion des transactions et la surveillance des échanges. Cette architecture évite les connexions point-à-point qui deviennent rapidement ingérables avec l'augmentation du nombre de systèmes.

Fonctionnalités clés de l'ESB : Un ESB complet offre plusieurs fonctionnalités essentielles. Le routage intelligent permet de diriger les messages vers leurs destinataires selon des règles métier configurables. La transformation de données assure la conversion entre les différents formats et structures de données. La gestion des transactions garantit la cohérence des échanges même en cas d'échec partiel. La surveillance et le monitoring fournissent une visibilité sur les flux d'échange et les performances du système. La sécurité intégrée assure l'authentification, l'autorisation et le chiffrement des communications.

Avantages de l'ESB pour les SIS : L'ESB présente plusieurs avantages pour l'intégration des systèmes d'information sanitaire. Le découplage des systèmes facilite l'évolution indépendante de chaque composant sans impact sur les autres. La centralisation de la logique d'intégration simplifie la maintenance et l'évolution des interfaces. La standardisation des échanges améliore l'interopérabilité et facilite l'ajout de nouveaux systèmes. La surveillance centralisée permet un monitoring global de l'écosystème d'intégration.

Limitations et défis : L'ESB présente également certaines limitations. La centralisation peut créer un point de défaillance unique si l'ESB n'est pas correctement dimensionné et sécurisé. La complexité de configuration peut être élevée, nécessitant des compétences spécialisées. Les performances peuvent être impactées par la médiation centrale, particulièrement pour les échanges à fort volume. Les coûts de licence et de maintenance peuvent être significatifs pour les solutions commerciales.

ESB et contexte africain : Dans le contexte africain, l'ESB peut être particulièrement adapté pour les systèmes nationaux ou régionaux nécessitant l'intégration de multiples systèmes hétérogènes. Cependant, sa complexité peut être inadaptée aux établissements de taille moyenne. Les solutions ESB open source (Apache ServiceMix, Mule ESB Community) peuvent offrir des alternatives économiques aux solutions propriétaires.

4.3.2. API Gateway

L'API Gateway constitue une approche moderne d'intégration basée sur les architectures orientées services et les technologies web, particulièrement adaptée aux écosystèmes numériques contemporains.

Architecture API Gateway : L'API Gateway fonctionne comme un point d'entrée unique pour l'ensemble des services d'un écosystème numérique. Les systèmes clients (applications web, mobiles, autres systèmes) accèdent aux services backend via la gateway qui assure l'authentification, l'autorisation, le routage et la transformation des requêtes. Cette architecture s'appuie sur les protocoles web standards (HTTP, REST, GraphQL) et facilite l'intégration avec les technologies cloud et mobiles.

Fonctionnalités de l'API Gateway : Une API Gateway moderne offre de nombreuses fonctionnalités. La gestion des API permet de publier, documenter et versionner les interfaces de programmation. L'authentification et l'autorisation sécurisent l'accès aux services selon des politiques granulaires. Le throttling et la limitation de débit protègent les services backend contre la surcharge. L'analytics et le monitoring fournissent des métriques détaillées sur l'utilisation des API. La transformation et l'agrégation permettent d'adapter les réponses aux besoins spécifiques des clients.

Avantages pour les SIS : L'API Gateway présente des avantages particuliers pour les systèmes d'information sanitaire modernes. La simplicité d'intégration facilite le développement d'applications mobiles et web pour les professionnels de santé. La scalabilité permet de gérer l'augmentation du nombre d'utilisateurs et de requêtes. La sécurité intégrée assure la protection des données sensibles de santé. La documentation automatique des API facilite l'adoption par les développeurs tiers.

API Gateway et microservices : L'API Gateway s'intègre naturellement dans les architectures microservices où chaque fonction métier est implémentée comme un service indépendant. Cette approche facilite le développement itératif, l'évolutivité et la maintenance des systèmes complexes. Dans le contexte des SIS, les microservices peuvent correspondre aux différents domaines fonctionnels (gestion des patients, prescription, laboratoire, imagerie).

Solutions API Gateway : Plusieurs solutions API Gateway sont disponibles, depuis les solutions cloud natives (AWS API Gateway, Azure API Management, Google Cloud Endpoints) jusqu'aux solutions on-premise (Kong, Ambassador, Zuul). Le choix dépend des contraintes de souveraineté des données, de budget et d'expertise technique disponible.

4.3.3. Bus de santé spécialisés

Les bus de santé constituent des plateformes d'intégration spécialement conçues pour les besoins des systèmes d'information sanitaire, intégrant nativement les standards de santé et les spécificités du domaine médical.

OpenHIE (Open Health Information Exchange) : OpenHIE constitue l'initiative la plus significative de développement d'une architecture ouverte d'échange d'information de santé. Cette architecture définit plusieurs composants standards : un registre de patients partagé (Shared Health Record), un registre d'établissements de santé (Health Facility Registry), un registre de professionnels de santé (Health Worker Registry), un médiateur d'interopérabilité (Interoperability Layer), et des services de terminologie (Terminology Services).

Composants OpenHIE : L'architecture OpenHIE s'articule autour de plusieurs composants fonctionnels. Le Health Information Mediator (HIM) assure l'orchestration des échanges entre les différents systèmes. Le Client Registry maintient un référentiel d'identité patient unifié. Le Facility Registry référence l'ensemble des formations sanitaires. Le Health Worker Registry identifie les professionnels de santé. La Shared Health Record agrège les données cliniques des patients. Les Terminology Services fournissent les vocabulaires médicaux standardisés.

Avantages d'OpenHIE : OpenHIE présente plusieurs avantages pour les pays en développement. La nature open source évite les coûts de licence et facilite l'adaptation aux besoins locaux. L'approche modulaire permet un déploiement progressif selon les priorités et les ressources disponibles. L'intégration native des standards de santé (HL7, FHIR, IHE) accélère les projets d'interopérabilité. Le support de la communauté internationale facilite le partage d'expériences et de bonnes pratiques.

Implémentations d'OpenHIE : Plusieurs pays africains ont initié des projets basés sur OpenHIE. Le Rwanda a déployé une architecture OpenHIE nationale intégrant plus de 500 formations sanitaires. Le Malawi utilise OpenHIE pour connecter ses systèmes de santé maternelle et infantile. Le Tanzania expérimente OpenHIE pour l'intégration de ses systèmes VIH/SIDA. Ces expériences fournissent des retours précieux pour l'adaptation d'OpenHIE au contexte africain.

Autres bus de santé : Au-delà d'OpenHIE, plusieurs autres initiatives développent des plateformes d'intégration spécialisées pour la santé. Mirth Connect offre une solution d'intégration spécialisée dans les protocoles de santé (HL7, DICOM). InterSystems HealthShare propose une plateforme d'intégration commerciale optimisée pour les grands systèmes hospitaliers. IBM Watson Health Cloud intègre des capacités d'intelligence artificielle dans les plateformes d'intégration santé.

4.3.4. Comparaison et critères de choix

Le choix entre les différentes plateformes d'intégration dépend de multiples facteurs qu'il convient d'analyser systématiquement.

Complexité et expertise requise : Les ESB traditionnels nécessitent des compétences spécialisées en intégration d'entreprise et peuvent être surdimensionnés pour des besoins simples. Les API Gateway s'appuient sur des technologies web familières mais nécessitent une conception d'API rigoureuse.

Les bus de santé spécialisés offrent des fonctionnalités pré-configurées mais peuvent manquer de flexibilité pour des besoins spécifiques.

Coûts et modèle économique : Les ESB commerciaux impliquent des coûts de licence élevés mais offrent un support professionnel. Les API Gateway cloud réduisent les coûts d'infrastructure mais créent une dépendance aux fournisseurs cloud. Les solutions open source minimisent les coûts de licence mais nécessitent des investissements en expertise interne.

Performance et scalabilité : Les ESB peuvent présenter des goulots d'étranglement en cas de forte charge mais offrent des fonctionnalités avancées de gestion des transactions. Les API Gateway sont généralement plus performantes pour les échanges simples mais peuvent être limitées pour les orchestrations complexes. Les bus de santé spécialisés sont optimisés pour les workflows médicaux mais peuvent être moins performants pour d'autres types d'échanges.

Recommandations contextuelles : Pour les établissements de santé de taille moyenne avec des besoins d'intégration limités, une API Gateway simple peut suffire. Pour les systèmes nationaux nécessitant l'intégration de multiples systèmes hétérogènes, un ESB ou un bus de santé spécialisé sera plus adapté. Pour les projets pilotes ou les déploiements progressifs, les solutions open source offrent plus de flexibilité.

Encadré 4.2 : Architecture d'intégration recommandée pour la Côte d'Ivoire

Basée sur l'analyse des contraintes locales et des expériences internationales, une architecture d'intégration optimale pour la Côte d'Ivoire pourrait combiner :

- **Niveau national :** Bus de santé OpenHIE pour l'intégration des systèmes critiques

- **Niveau régional :** API Gateway pour les échanges inter-établissements

- **Niveau local :** Intégration native ou ESB léger selon la complexité

- **Support technique :** Centre d'expertise national avec formation locale

- **Approche progressive :** Déploiement par phases avec évaluation continue

L'architecture des systèmes d'information sanitaire constitue un domaine complexe nécessitant une approche systémique et adaptée aux contraintes locales. Le succès des projets d'interopérabilité dépend largement de la qualité de la conception architecturale et du choix des technologies d'intégration. Le chapitre suivant analyse les aspects de gouvernance et de cadres légaux qui encadrent ces choix techniques.

Chapitre 5. Gouvernance, cadres légaux et éthique

La réussite des projets d'interopérabilité des systèmes d'information sanitaire ne dépend pas uniquement des aspects techniques, mais également de la qualité de la gouvernance, de la robustesse des cadres légaux et du respect des principes éthiques. Ce chapitre analyse ces dimensions fondamentales qui conditionnent l'acceptabilité sociale et la durabilité des systèmes d'information sanitaire interopérables.

5.1. Gouvernance de l'information sanitaire

La gouvernance de l'information sanitaire englobe l'ensemble des mécanismes, processus et structures qui orientent et contrôlent la collecte, le stockage, le traitement et le partage des données de santé. Dans un contexte d'interopérabilité croissante, cette gouvernance devient cruciale pour assurer la cohérence, la qualité et la sécurité de l'information sanitaire.

5.1.1. Principes de gouvernance des données de santé

La gouvernance des données de santé s'appuie sur plusieurs principes fondamentaux qui doivent guider toutes les décisions relatives aux systèmes d'information sanitaire.

Principe de finalité : Les données de santé ne peuvent être collectées et traitées que pour des finalités déterminées, explicites et légitimes. Ce principe exige une définition claire des objectifs poursuivis par chaque système d'information et interdit l'utilisation des données à des fins incompatibles avec les objectifs initiaux. Dans le contexte de l'interopérabilité, ce principe nécessite une coordination entre les différents systèmes pour s'assurer que les échanges de données respectent les finalités autorisées.

Principe de proportionnalité : Les données collectées doivent être adéquates, pertinentes et non excessives au regard des finalités pour lesquelles elles sont collectées. Ce principe implique une analyse rigoureuse des besoins informationnels et la limitation de la collecte aux seules données strictement nécessaires. L'interopérabilité ne doit pas conduire à une extension injustifiée du périmètre des données partagées.

Principe de qualité : Les données de santé doivent être exactes, complètes et mises à jour. Ce principe impose des obligations en matière de contrôle qualité, de validation des données et de correction des erreurs. Dans un environnement interopérable, la responsabilité de la qualité des données doit être clairement définie entre les systèmes producteurs et consommateurs de données.

Principe de transparence : Les personnes concernées doivent être informées de la collecte et du traitement de leurs données de santé. Ce principe exige la mise en place de mécanismes d'information clairs et accessibles, particulièrement importants dans des contextes multilingues comme celui de la Côte d'Ivoire.

Principe d'accountability : Les responsables de traitement doivent être en mesure de démontrer le respect des obligations légales et réglementaires. Ce principe nécessite la mise en place de processus documentés, d'audits réguliers et de mécanismes de contrôle interne.

5.1.2. Structures de gouvernance

La mise en œuvre effective de la gouvernance des données de santé nécessite des structures organisationnelles adaptées, capables d'assurer la coordination entre les multiples acteurs du système de santé.

Comité National de Gouvernance des Données de Santé : Cette instance stratégique, présidée au plus haut niveau (Ministre de la Santé ou son représentant), définit les orientations générales de la politique nationale en matière de données de santé. Elle rassemble les représentants des principales institutions sanitaires, des régulateurs, des partenaires techniques et de la société civile. Ses missions incluent l'approbation des stratégies nationales, l'arbitrage des conflits inter-institutionnels et le suivi des indicateurs de performance globaux.

Comité Technique d'Interopérabilité : Cette instance opérationnelle, animée par la DIIS, assure la coordination technique des projets d'interopérabilité. Elle réunit les responsables techniques des principales institutions utilisatrices de systèmes d'information sanitaire, les représentants des éditeurs de logiciels et les experts en standards de santé. Ses missions incluent la validation des spécifications techniques, l'homologation des nouvelles solutions et le suivi des projets d'intégration.

Agence de Protection des Données de Santé : Cette entité, dont la création est envisagée dans le cadre de la modernisation du cadre réglementaire ivoirien, aurait pour mission de contrôler le respect des obligations légales en matière de protection des données de santé. Elle pourrait être constituée comme une division spécialisée de l'autorité nationale de protection des données personnelles ou comme une agence indépendante.

Comités Éthiques Institutionnels : Chaque établissement de santé de niveau tertiaire et secondaire devrait disposer d'un comité d'éthique capable d'évaluer les projets impliquant l'utilisation de données de santé. Ces comités, composés de professionnels de santé, de juristes et de représentants de la société civile, évaluent les aspects éthiques des projets de recherche et d'innovation impliquant des données de santé.

5.1.3. Processus de gouvernance

La gouvernance effective des données de santé repose sur des processus formalisés qui encadrent les décisions relatives à la collecte, au traitement et au partage des données.

Processus d'évaluation d'impact : Tout nouveau projet de système d'information sanitaire ou d'évolution significative d'un système existant doit faire l'objet d'une évaluation d'impact sur la protection des données (EIPD). Cette évaluation, obligatoire en cas de traitement de données sensibles ou de risque élevé pour les droits des personnes, analyse les risques potentiels et définit les mesures de mitigation appropriées.

Processus d'homologation : Les solutions logicielles destinées à traiter des données de santé doivent être homologuées par les autorités compétentes avant leur déploiement. Cette homologation vérifie la conformité aux standards techniques, aux exigences de sécurité et aux obligations réglementaires. Un référentiel national d'homologation des logiciels de santé est en cours d'élaboration en Côte d'Ivoire.

Processus d'audit et de contrôle : Des audits réguliers doivent être menés pour vérifier le respect des obligations en matière de gouvernance des données de santé. Ces audits, réalisés par des organismes indépendants ou des services de contrôle interne, portent sur les aspects techniques (sécurité, performances), organisationnels (processus, formation) et réglementaires (conformité légale).

Processus de gestion des incidents : Un processus formalisé de gestion des incidents de sécurité ou de violation de données doit être mis en place. Ce processus définit les procédures de détection, de notification, d'investigation et de remédiation des incidents. Il inclut les obligations de notification aux autorités de régulation et aux personnes concernées selon les seuils définis par la réglementation.

5.1.4. Indicateurs de gouvernance

Le pilotage de la gouvernance des données de santé nécessite un système d'indicateurs permettant de mesurer l'efficacité des mécanismes mis en place et d'identifier les axes d'amélioration.

Indicateurs de qualité des données : Ces indicateurs mesurent la complétude, l'exactitude et la fraîcheur des données collectées dans les systèmes d'information sanitaire. Ils incluent les taux de complétude des dossiers patients, les taux d'erreur dans les codifications diagnostiques et les délais de mise à jour des référentiels. L'objectif est d'atteindre des taux de complétude supérieurs à 95% et des taux d'erreur inférieurs à 2% pour les données critiques.

Indicateurs de sécurité : Ces indicateurs évaluent l'efficacité des mesures de sécurité mises en place pour protéger les données de santé. Ils incluent le nombre d'incidents de sécurité déclarés, les délais de correction des vulnérabilités identifiées et les taux de conformité aux audits de sécurité. L'objectif est de réduire progressivement le nombre d'incidents et d'améliorer les temps de réponse.

Indicateurs de conformité réglementaire : Ces indicateurs mesurent le respect des obligations légales et réglementaires en matière de protection des données de santé. Ils incluent le pourcentage de traitements disposant d'une base légale formalisée, le nombre de violations réglementaires constatées et les délais de mise en conformité suite aux contrôles. L'objectif est d'atteindre une conformité totale pour les traitements critiques.

Indicateurs d'interopérabilité : Ces indicateurs évaluent l'efficacité des mécanismes d'interopérabilité mis en place. Ils incluent le nombre de systèmes interconnectés, les volumes d'échanges de données et les taux de disponibilité des interfaces. L'objectif est d'augmenter progressivement le niveau d'intégration tout en maintenant des performances élevées.

Encadré 5.1 : Gouvernance des données de santé - Modèle de maturité

Un modèle de maturité de la gouvernance des données de santé peut aider les organisations à évaluer leur niveau actuel et à planifier leur évolution :

- **Niveau 1 (Réactif) :** Gouvernance informelle, réaction aux problèmes
- **Niveau 2 (Géré) :** Processus documentés, responsabilités définies
- **Niveau 3 (Défini) :** Standards établis, formation systématique
- **Niveau 4 (Quantitatif) :** Mesure des performances, amélioration continue
- **Niveau 5 (Optimisé) :** Innovation permanente, benchmarking externe

---

5.2. Protection des données personnelles et confidentialité

La protection des données personnelles de santé constitue un enjeu majeur dans le développement des systèmes d'information sanitaire interopérables. Cette section analyse le cadre réglementaire applicable, les mesures techniques à mettre en œuvre et les défis spécifiques au contexte africain.

5.2.1. Cadre réglementaire en Côte d'Ivoire

Le cadre réglementaire ivoirien en matière de protection des données personnelles s'inspire largement des standards internationaux tout en s'adaptant aux spécificités du contexte local.

Loi n°2013-450 sur la protection des données personnelles : Cette loi constitue le socle juridique de la protection des données en Côte d'Ivoire. Elle définit les principes fondamentaux (finalité, proportionnalité, qualité, transparence), les droits des personnes concernées (information, accès, rectification, opposition) et les obligations des responsables de traitement. Elle créé également l'Autorité de Régulation des Télécommunications/TIC de Côte d'Ivoire (ARTCI) comme autorité de contrôle.

Spécificités des données de santé : La loi reconnaît le caractère particulièrement sensible des données de santé et impose des obligations renforcées pour leur traitement. Le consentement explicite de la personne concernée est généralement requis, sauf exceptions prévues par la loi (soins, santé publique, recherche médicale). Les mesures de sécurité doivent être renforcées et adaptées aux risques spécifiques des données de santé.

Évolutions réglementaires en cours : Le gouvernement ivoirien travaille à la modernisation de son cadre réglementaire pour le mettre en conformité avec les standards internationaux les plus récents. Un projet de loi révisée, inspiré du Règlement Général sur la Protection des Données (RGPD) européen, est en cours d'élaboration. Cette révision vise à renforcer les droits des personnes, à préciser les obligations des responsables de traitement et à adapter les sanctions aux enjeux actuels.

Décrets d'application sectoriels : Des décrets d'application spécifiques au secteur de la santé précisent les modalités d'application de la loi générale. Le décret n°2020-234 relatif aux systèmes d'information sanitaire définit les catégories de données de santé pouvant être traitées, les mesures de sécurité obligatoires et les procédures d'autorisation pour les traitements sensibles.

5.2.2. Droits des patients

Le cadre réglementaire ivoirien reconnaît plusieurs droits fondamentaux aux patients concernant leurs données de santé. L'effectivité de ces droits conditionne l'acceptabilité sociale des systèmes d'information sanitaire.

Droit à l'information : Les patients doivent être informés de manière claire et transparente de la collecte et du traitement de leurs données de santé. Cette information doit préciser les finalités du traitement, les destinataires des données, les durées de conservation et les droits dont dispose la personne concernée. Dans un contexte multilingue comme celui de la Côte d'Ivoire, cette information doit être adaptée aux spécificités culturelles et linguistiques des populations concernées.

Droit d'accès : Les patients ont le droit d'accéder à leurs données de santé et d'en obtenir une copie. Ce droit s'exerce généralement par l'intermédiaire du professionnel de santé responsable, qui peut adapter les modalités de communication selon l'état de santé du patient. Dans le contexte des systèmes interopérables, l'exercice de ce droit nécessite une coordination entre les différents systèmes détenteurs de données sur le patient.

Droit de rectification : Les patients peuvent demander la correction des données inexactes ou incomplètes les concernant. Ce droit est particulièrement important dans le contexte médical où l'exactitude des données peut avoir des conséquences vitales. Les systèmes interopérables doivent prévoir des mécanismes de propagation des corrections vers tous les systèmes détenteurs des données concernées.

Droit à l'oubli : Bien que limité dans le contexte médical par les obligations de conservation des dossiers médicaux, ce droit peut s'exercer pour certaines catégories de données ou après expiration des délais légaux de conservation. Les systèmes doivent prévoir des mécanismes d'effacement sécurisé et de vérification de l'effectivité de l'effacement dans tous les systèmes interconnectés.

Droit d'opposition : Les patients peuvent s'opposer au traitement de leurs données pour des motifs légitimes liés à leur situation particulière. Ce droit s'exerce sous réserve des obligations légales des professionnels de santé et des impératifs de santé publique. Dans un contexte d'interopérabilité, l'exercice de ce droit nécessite des mécanismes techniques sophistiqués pour empêcher la diffusion des données concernées.

5.2.3. Mesures techniques de protection

La protection effective des données personnelles de santé repose sur la mise en œuvre de mesures techniques appropriées, adaptées aux risques identifiés et aux contraintes opérationnelles des systèmes.

Chiffrement des données : Le chiffrement constitue une mesure fondamentale de protection des données de santé. Il doit être appliqué aux données en transit (communications réseau) et aux données au repos (stockage). Les algorithmes de chiffrement utilisés doivent être conformes aux standards reconnus (AES-256, RSA-2048) et les clés de chiffrement doivent être gérées selon les meilleures pratiques (rotation régulière, séparation des responsabilités, protection physique).

Contrôle d'accès : L'accès aux données de santé doit être strictement contrôlé selon le principe du moindre privilège. Chaque utilisateur ne doit pouvoir accéder qu'aux données strictement nécessaires à l'accomplissement de ses missions. Les systèmes doivent implémenter des mécanismes d'authentification forte (authentification multifacteur) et d'autorisation granulaire (contrôle d'accès basé sur les rôles et les attributs).

Audit et traçabilité : Tous les accès aux données de santé doivent être enregistrés dans des journaux d'audit sécurisés et inaltérables. Ces journaux doivent permettre de reconstituer qui a accédé à quelles données, quand et dans quel contexte. L'analyse régulière de ces journaux permet de détecter les accès anormaux et les tentatives d'intrusion.

Anonymisation et pseudonymisation : Lorsque l'identification des patients n'est pas nécessaire (recherche, statistiques), les données doivent être anonymisées ou pseudonymisées. L'anonymisation supprime définitivement toute possibilité d'identification tandis que la pseudonymisation permet une ré-identification contrôlée. Ces techniques sont particulièrement importantes pour les échanges de données à des fins de recherche ou de surveillance épidémiologique.

Sécurité des communications : Les échanges de données entre systèmes doivent être sécurisés par des protocoles appropriés (HTTPS, VPN, IPSec). Les certificats numériques utilisés doivent être émis par des autorités de certification reconnues et régulièrement renouvelés. Les communications doivent également être protégées contre les attaques par déni de service et les tentatives d'interception.

5.2.4. Défis spécifiques au contexte africain

La mise en œuvre de la protection des données personnelles de santé en Afrique de l'Ouest soulève des défis spécifiques liés aux contraintes culturelles, économiques et techniques de la région.

Niveau de sensibilisation : La sensibilisation des populations aux enjeux de protection des données personnelles reste limitée, particulièrement dans les zones rurales. Les concepts de consentement éclairé et de protection de la vie privée nécessitent des adaptations culturelles pour être compris et acceptés. Des campagnes de sensibilisation spécifiques doivent être menées, en utilisant les langues locales et les canaux de communication traditionnels.

Capacités techniques : Les compétences techniques nécessaires à la mise en œuvre des mesures de sécurité avancées sont souvent limitées dans les établissements de santé. La formation du personnel technique et la mise en place de centres d'expertise régionaux constituent des priorités pour assurer une protection effective des données.

Contraintes budgétaires : Les investissements nécessaires à la mise en place de mesures de sécurité robustes peuvent être importants, particulièrement pour les établissements de taille moyenne. Des approches mutualisées et des solutions open source peuvent contribuer à réduire ces coûts tout en maintenant un niveau de sécurité approprié.

Environnement réglementaire : L'harmonisation des réglementations entre les pays de la région reste limitée, ce qui complique les échanges transfrontaliers de données de santé. Les initiatives régionales de l'OOAS et de la CEDEAO visent à développer des cadres communs mais nécessitent une coordination politique soutenue.

Infrastructures de confiance : La mise en place d'infrastructures de confiance (autorités de certification, services d'horodatage, systèmes d'archivage électronique) reste embryonnaire dans la région. Ces infrastructures sont pourtant nécessaires pour assurer la valeur juridique des échanges électroniques et la pérennité des données.

Ces défis nécessitent une approche progressive et adaptée, privilégiant les solutions simples et robustes aux technologies sophistiquées mais difficiles à maintenir. La coopération régionale et l'accompagnement des partenaires internationaux sont essentiels pour surmonter ces obstacles et assurer une protection effective des données de santé dans un contexte d'interopérabilité croissante.

5.3. Éthique, consentement et sécurité des données

Les enjeux éthiques liés au traitement des données de santé dans un environnement interopérable dépassent le simple respect des obligations légales. Ils interrogent les finalités poursuivies, les modalités de mise en œuvre et l'équilibre entre les bénéfices collectifs et la protection des droits individuels. Cette section analyse ces dimensions éthiques et leurs implications pratiques.

5.3.1. Principes éthiques fondamentaux

L'éthique des données de santé s'appuie sur plusieurs principes fondamentaux issus de la bioéthique classique mais adaptés aux spécificités du numérique et de l'interopérabilité.

Principe de bienfaisance : L'utilisation des données de santé doit viser le bien-être des patients et l'amélioration de la santé publique. Ce principe exige une évaluation rigoureuse des bénéfices attendus de chaque projet d'interopérabilité et la démonstration que ces bénéfices justifient les risques encourus. Dans le contexte africain, ce principe doit également considérer l'impact sur l'équité d'accès aux soins et la réduction des inégalités de santé.

Principe de non-malfaisance : Les systèmes d'information sanitaire ne doivent pas causer de préjudice aux patients ou aux communautés. Ce principe impose de minimiser les risques de violation de données, de stigmatisation ou d'utilisation abusive des informations de santé. Il nécessite une évaluation systématique des risques et la mise en place de mesures de prévention appropriées.

Principe d'autonomie : Les patients doivent conserver le contrôle sur leurs données de santé et pouvoir exercer des choix éclairés concernant leur utilisation. Ce principe est particulièrement complexe dans un contexte d'interopérabilité où les données peuvent circuler entre multiples systèmes et être utilisées à des fins diverses. Il nécessite des mécanismes sophistiqués de gestion du consentement et de traçabilité des utilisations.

Principe de justice : Les bénéfices et les risques liés à l'utilisation des données de santé doivent être équitablement répartis. Ce principe exige de s'assurer que l'interopérabilité ne creuse pas les inégalités existantes et que tous les groupes de population puissent bénéficier des améliorations apportées par les systèmes d'information sanitaire.

Principe de transparence : Les modalités de collecte, de traitement et d'utilisation des données de santé doivent être transparentes et compréhensibles pour les patients et la société civile. Ce principe nécessite des efforts particuliers de communication et d'éducation dans des contextes où les niveaux d'alphabétisation peuvent être variables.

5.3.2. Gestion du consentement dans un environnement interopérable

La gestion du consentement constitue l'un des défis les plus complexes de l'interopérabilité des systèmes de santé. Elle nécessite de repenser les approches traditionnelles pour s'adapter aux réalités du numérique.

Types de consentement : Plusieurs modèles de consentement peuvent être envisagés selon les contextes d'utilisation. Le consentement explicite, requis pour les utilisations sensibles, nécessite une démarche active et informée du patient. Le consentement implicite peut être approprié pour les soins courants où l'intérêt thérapeutique est évident. Le consentement global permet au patient d'autoriser par avance certaines catégories d'utilisation de ses données. L'opposition (opt-out) permet au patient de refuser certaines utilisations tout en conservant le bénéfice des soins.

Consentement granulaire : L'interopérabilité permet d'envisager des mécanismes de consentement plus fins, permettant aux patients de choisir précisément quelles données peuvent être partagées avec quels acteurs et pour quelles finalités. Cette granularité nécessite des interfaces utilisateur sophistiquées et des systèmes techniques complexes, mais elle renforce l'autonomie des patients.

Consentement dynamique : Les patients doivent pouvoir modifier leurs préférences de partage au cours du temps. Les systèmes doivent donc prévoir des mécanismes de gestion dynamique du consentement, permettant aux patients de retirer ou de modifier leurs autorisations. La propagation de ces modifications vers tous les systèmes interconnectés constitue un défi technique majeur.

Défis spécifiques : La gestion du consentement soulève des défis particuliers dans le contexte africain. Les niveaux d'alphabétisation variables nécessitent des interfaces adaptées (audio, pictographiques, multilingues). Les structures familiales étendues peuvent influencer les décisions individuelles. Les concepts de vie privée et de consentement peuvent être culturellement différents des modèles occidentaux.

5.3.3. Éthique de la recherche et de l'intelligence artificielle

L'utilisation des données de santé à des fins de recherche et le développement d'algorithmes d'intelligence artificielle soulèvent des enjeux éthiques spécifiques qui nécessitent une attention particulière.

Recherche sur données de santé : L'utilisation de données de santé à des fins de recherche doit respecter les principes éthiques de la recherche biomédicale. L'évaluation par des comités d'éthique compétents est généralement requise, même pour les recherches n'impliquant pas d'intervention sur les patients. Les questions de consentement, d'anonymisation et de retour des résultats aux communautés doivent être soigneusement considérées.

Intelligence artificielle et biais algorithmiques : Les algorithmes d'intelligence artificielle développés à partir de données de santé peuvent reproduire ou amplifier les biais existants dans les données. Ces biais peuvent concerner les genres, les groupes ethniques, les niveaux socio-économiques ou les zones géographiques. Une vigilance particulière est nécessaire pour s'assurer que les algorithmes n'accentuent pas les inégalités de santé existantes.

Explicabilité et responsabilité : Les systèmes d'aide à la décision basés sur l'intelligence artificielle doivent être suffisamment transparents pour que les professionnels de santé puissent comprendre leurs recommandations. La responsabilité en cas d'erreur de diagnostic ou de traitement doit être clairement établie entre les développeurs d'algorithmes, les utilisateurs et les institutions.

Surveillance et évaluation continue : Les performances et l'impact des systèmes d'intelligence artificielle doivent être surveillés en continu pour détecter les dérives potentielles et s'assurer qu'ils continuent à servir l'intérêt des patients. Cette surveillance nécessite des mécanismes d'évaluation éthique continue et des possibilités de recours pour les patients.

5.3.4. Participation communautaire et acceptabilité sociale

L'acceptabilité sociale des systèmes d'information sanitaire interopérables dépend largement de la qualité de la participation des communautés concernées à leur conception et à leur mise en œuvre.

Consultation des communautés : Les projets d'interopérabilité doivent inclure des mécanismes de consultation des communautés concernées dès les phases de conception. Ces consultations doivent être adaptées aux contextes locaux et utiliser des méthodes participatives appropriées. Elles visent à recueillir les préoccupations, les attentes et les suggestions des populations concernées.

Représentation des parties prenantes : Les instances de gouvernance des systèmes d'information sanitaire doivent inclure des représentants de la société civile, des associations de patients et des communautés locales. Cette représentation doit être effective et permettre une influence réelle sur les décisions prises.

Communication et éducation : Des efforts soutenus de communication et d'éducation sont nécessaires pour améliorer la compréhension des enjeux de l'interopérabilité par le grand public. Ces efforts doivent utiliser des canaux de communication accessibles et des messages adaptés aux différents publics.

Mécanismes de recours : Les patients et les communautés doivent disposer de mécanismes accessibles pour signaler les problèmes, formuler des plaintes et obtenir réparation en cas de préjudice. Ces mécanismes doivent être indépendants, compétents et efficaces.

Encadré 5.2 : Charte éthique pour l'interopérabilité des systèmes de santé en Côte d'Ivoire

Une charte éthique nationale pourrait formaliser les engagements des acteurs du système de santé :

- **Respect de la dignité** : Reconnaissance de la dignité de chaque patient
- **Bénéfice mutuel** : Recherche d'un bénéfice partagé pour les patients et la société
- **Transparence** : Information claire sur les utilisations des données
- **Participation** : Association des communautés aux décisions importantes
- **Équité** : Attention particulière aux populations vulnérables
- **Responsabilité** : Mécanismes de contrôle et de recours effectifs

Encadré 5.2 : Charte éthique pour l'interopérabilité des systèmes de santé en Côte d'Ivoire

Une charte éthique nationale pourrait formaliser les engagements des acteurs du système de santé :

Respect de la dignité : Reconnaissance de la dignité de chaque patient

Bénéfice mutuel : Recherche d'un bénéfice partagé pour les patients et la société

Transparence : Information claire sur les utilisations des données

Participation : Association des communautés aux décisions importantes

5.3.5. Souveraineté numérique et enjeux géopolitiques

Les questions de souveraineté numérique prennent une importance croissante dans le contexte des systèmes d'information sanitaire, particulièrement pour les pays africains soucieux de préserver leur autonomie stratégique.

Localisation des données : La question de la localisation géographique des données de santé soulève des enjeux de souveraineté importants. De nombreux pays développent des réglementations imposant que certaines catégories de données soient stockées sur leur territoire national. Cette exigence peut compliquer l'interopérabilité transfrontalière mais répond à des préoccupations légitimes de sécurité nationale et de contrôle démocratique.

Dépendance technologique : L'utilisation de solutions technologiques développées par des acteurs étrangers peut créer des dépendances stratégiques. Les pays africains cherchent de plus en plus à développer leurs capacités nationales ou à privilégier des solutions open source pour réduire ces dépendances.

Coopération régionale : L'échelle nationale peut être insuffisante pour développer des solutions technologiques competitives. La coopération régionale africaine permet de mutualiser les investissements et les expertises pour développer des solutions adaptées aux besoins continentaux.

Négociation internationale : Les pays africains doivent développer leurs capacités de négociation pour peser dans les instances internationales de standardisation et s'assurer que leurs intérêts sont pris en compte dans l'évolution des standards globaux.

Ces enjeux éthiques et géopolitiques ne sont pas purement théoriques mais ont des implications pratiques importantes pour la conception et la mise en œuvre des systèmes d'information sanitaire interopérables. Leur prise en compte dès les phases de planification est essentielle pour assurer l'acceptabilité et la durabilité des solutions développées.

Chapitre 6. Interopérabilité sémantique et terminologies médicales

L'interopérabilité sémantique constitue le niveau le plus complexe et le plus critique de l'interopérabilité des systèmes d'information sanitaire. Elle garantit que les systèmes communicants partagent une compréhension commune du sens des données échangées, indépendamment de leurs différences techniques ou organisationnelles. Ce chapitre analyse les enjeux, les méthodes et les outils de l'interopérabilité sémantique dans le contexte des systèmes de santé ouest-africains.

6.1. Mappage terminologique et ontologies

Le mappage terminologique constitue l'opération fondamentale qui permet d'établir des correspondances entre différents systèmes de codification ou de terminologie utilisés par les systèmes d'information sanitaire. Cette section analyse les méthodes, les outils et les défis spécifiques du mappage terminologique en santé.

6.1.1. Concepts fondamentaux du mappage terminologique

Le mappage terminologique repose sur plusieurs concepts clés qui doivent être maîtrisés pour comprendre les enjeux de l'interopérabilité sémantique.

Terminologie et vocabulaire contrôlé : Une terminologie médicale constitue un ensemble structuré de termes utilisés pour décrire les concepts du domaine de la santé. Un vocabulaire contrôlé impose des règles strictes sur les termes autorisés et leur utilisation, garantissant la cohérence et la précision de la communication. Les terminologies peuvent être hiérarchiques (avec des relations parent-enfant) ou réticulaires (avec des relations multiples entre concepts).

Concept vs terme : Il convient de distinguer les concepts (idées abstraites) des termes (mots ou expressions utilisés pour désigner ces concepts). Un même concept peut être désigné par plusieurs termes (synonymes) et un même terme peut désigner plusieurs concepts (homonymies). Cette distinction est cruciale pour le mappage terminologique car elle détermine le niveau de granularité de l'analyse.

Types de relations sémantiques : Les relations entre concepts peuvent être de plusieurs types. Les relations hiérarchiques (est-un, partie-de) structurent les taxonomies médicales. Les relations associatives connectent des concepts liés sans relation hiérarchique directe. Les relations causales décrivent les liens de cause à effet entre pathologies. Les relations temporelles ordonnent les événements médicaux dans le temps.

Granularité et niveau de détail : Les terminologies diffèrent par leur niveau de granularité, c'est-à-dire le degré de détail avec lequel elles décrivent les concepts médicaux. Une terminologie fine distingue de nombreuses nuances tandis qu'une terminologie grossière regroupe les concepts en catégories larges. Le mappage entre terminologies de granularités différentes nécessite des stratégies spécifiques.

6.1.2. Méthodes de mappage terminologique

Plusieurs méthodes peuvent être employées pour établir des correspondances entre terminologies médicales, selon les ressources disponibles et le niveau de précision recherché.

Mappage lexical : Cette méthode se base sur la similarité des libellés pour identifier des correspondances potentielles entre termes. Elle utilise des algorithmes de calcul de distance lexicale (distance de Levenshtein, similarité cosinus, n-grammes) pour mesurer la proximité entre chaînes de caractères. Bien qu'automatisable, cette approche présente des limites importantes car elle ne tient pas compte du sens réel des termes.

Mappage conceptuel : Cette approche analyse le sens des concepts plutôt que leur expression textuelle. Elle s'appuie sur les définitions, les relations sémantiques et le contexte d'utilisation des termes. Cette méthode est plus précise que le mappage lexical mais nécessite une expertise du domaine médical et des ressources terminologiques riches.

Mappage basé sur la structure : Cette méthode exploite les structures hiérarchiques des terminologies pour identifier des correspondances. Elle compare les positions relatives des concepts dans leurs taxonomies respectives et identifie des sous-arbres similaires. Cette approche est particulièrement efficace pour les terminologies bien structurées.

Mappage hybride : Les approches hybrides combinent plusieurs méthodes pour améliorer la qualité du mappage. Elles peuvent commencer par un mappage lexical automatique puis affiner les résultats par une analyse conceptuelle manuelle. Cette approche offre un bon compromis entre automatisation et précision.

Mappage apprentissage automatique : Les techniques d'apprentissage automatique permettent de développer des modèles de mappage à partir d'exemples annotés. Ces modèles peuvent identifier des patterns complexes et s'améliorer avec l'expérience. Cependant, ils nécessitent des corpus d'entraînement importants et une validation médicale rigoureuse.

6.1.3. Ontologies médicales

Les ontologies constituent des représentations formelles et explicites des connaissances d'un domaine, particulièrement utiles pour l'interopérabilité sémantique des systèmes de santé.

Définition et structure des ontologies : Une ontologie médicale définit formellement les concepts du domaine de la santé, leurs propriétés et leurs relations. Elle comprend généralement des classes (catégories de concepts), des instances (occurrences spécifiques de concepts), des propriétés (attributs et relations) et des axiomes (règles logiques). Cette formalisation permet un raisonnement automatique sur les connaissances médicales.

Avantages des ontologies : Les ontologies offrent plusieurs avantages pour l'interopérabilité sémantique. Elles permettent une représentation non ambiguë des connaissances médicales, facilitent le raisonnement automatique et l'inférence de nouvelles connaissances, supportent l'intégration de données hétérogènes et améliorent la qualité des systèmes d'aide à la décision.

Ontologies de référence : Plusieurs ontologies de référence sont largement utilisées dans le domaine de la santé. La Gene Ontology (GO) structure les connaissances en génomique. La Human Phenotype Ontology (HPO) décrit les phénotypes humains. La Chemical Entities of Biological Interest (ChEBI) classe les entités chimiques. Le Foundational Model of Anatomy (FMA) modélise l'anatomie humaine.

Défis de développement : Le développement d'ontologies médicales soulève plusieurs défis. La complexité du domaine médical rend difficile la modélisation complète des connaissances. L'évolution constante des connaissances médicales nécessite une maintenance continue des ontologies. La validation par les experts médicaux est coûteuse et chronophage. L'interopérabilité entre ontologies différentes reste problématique.

6.1.4. Outils et plateformes de mappage

Plusieurs outils et plateformes facilitent le développement et la maintenance de mappings terminologiques en santé.

Outils de mappage automatique : Ces outils implémentent des algorithmes de mappage pour identifier automatiquement des correspondances entre terminologies. UMLS (Unified Medical Language System) constitue la ressource la plus complète, intégrant plus de 200 vocabulaires médicaux avec des mappings pré-établis. MetaMap permet de mapper du texte libre vers les concepts UMLS. BioPortal offre des services web pour le mappage entre ontologies biomédicales. **Outils d'édition manuelle** : Ces outils supportent le travail manuel des experts pour créer, valider et maintenir les mappings. Protégé constitue l'éditeur d'ontologies de référence, supportant les standards OWL et RDF. PROMPT facilite l'alignement d'ontologies dans Protégé. Alignment API fournit un framework générique pour le développement d'outils de mappage.

Plateformes collaboratives : Ces plateformes permettent le travail collaboratif de communautés d'experts pour développer et maintenir des ressources terminologiques. BioPortal offre un environnement collaboratif pour le développement d'ontologies biomédicales. Terminology Services de l'OMS fournit des services de mappage pour les classifications internationales.

Services web de mappage : Ces services permettent d'intégrer facilement des fonctionnalités de mappage dans des applications tierces. NCBO REST Services offre des API pour accéder aux ressources de BioPortal. Terminology Server de l'OMS fournit des services REST pour les classifications officielles. FHIR Terminology Services standardise l'accès aux ressources terminologiques dans l'écosystème FHIR.

6.2. Traduction et adaptation locale des classifications

L'adaptation des classifications médicales internationales aux contextes locaux constitue un enjeu majeur pour l'interopérabilité sémantique dans les pays africains. Cette section analyse les défis spécifiques de la traduction et de l'adaptation culturelle des terminologies médicales.

6.2.1. Défis de la traduction médicale

La traduction des terminologies médicales soulève des défis spécifiques qui dépassent la simple conversion linguistique pour toucher aux aspects culturels et épistémologiques de la médecine.

Précision terminologique : La traduction médicale exige une précision absolue car des erreurs de traduction peuvent avoir des conséquences graves sur la prise en charge des patients. Chaque terme médical doit être traduit en préservant exactement son sens technique, ses nuances et ses limites d'application. Cette exigence nécessite une expertise approfondie à la fois linguistique et médicale.

Équivalence conceptuelle : Tous les concepts médicaux n'ont pas d'équivalents directs dans toutes les langues. Certaines pathologies, pratiques ou concepts thérapeutiques peuvent être spécifiques à certaines cultures médicales. La traduction doit donc parfois créer de nouveaux termes ou adapter des concepts existants, ce qui nécessite un travail terminologique créatif et rigoureux.

Cohérence inter-systèmes : La traduction doit assurer la cohérence entre les différents systèmes de classification utilisés dans un même pays. Un même concept médical doit être traduit de manière identique dans ICD-10, SNOMED CT, LOINC et les autres terminologies utilisées localement. Cette cohérence nécessite une coordination entre les différents projets de traduction.

Évolution et maintenance : Les terminologies médicales évoluent constamment avec les progrès de la médecine. Les traductions doivent donc être maintenues et mises à jour régulièrement pour intégrer les nouveaux concepts et les révisions des classifications originales. Cette maintenance représente un investissement permanent et significatif.

6.2.2. Adaptation au contexte épidémiologique africain

Le profil épidémiologique spécifique de l'Afrique de l'Ouest nécessite des adaptations particulières des classifications médicales internationales.

Maladies tropicales : Les maladies tropicales occupent une place prépondérante dans le profil épidémiologique africain mais sont souvent sous-représentées dans les classifications développées pour les pays tempérés. Le paludisme, la tuberculose, le VIH/SIDA, les maladies tropicales négligées nécessitent une granularité particulière dans les systèmes de codification locaux.

Malnutrition : Les différentes formes de malnutrition (kwashiorkor, marasme, carences spécifiques) nécessitent des codes précis adaptés aux pratiques de diagnostic et de prise en charge locales. Les classifications internationales peuvent ne pas offrir la granularité suffisante pour ces pathologies particulièrement prévalentes en Afrique.

Médecine traditionnelle : L'intégration de la médecine traditionnelle dans les systèmes de santé africains nécessite l'extension des classifications pour inclure les diagnostics, les thérapeutiques et les pratiques traditionnelles. Cette extension doit respecter les épistémologies locales tout en maintenant l'interopérabilité avec les standards internationaux.

Facteurs environnementaux : Les facteurs de risque environnementaux spécifiques à l'Afrique (exposition à certains vecteurs, conditions climatiques extrêmes, pollution spécifique) doivent être intégrés dans les systèmes de codification des déterminants de santé.

6.2.3. Multilinguisme et diversité culturelle

La diversité linguistique et culturelle de l'Afrique de l'Ouest pose des défis particuliers pour l'harmonisation terminologique régionale.

Langues officielles : La coexistence du français, de l'anglais et du portugais comme langues officielles dans la région CEDEAO nécessite des traductions coordonnées des terminologies médicales. Ces traductions doivent assurer l'interopérabilité entre les systèmes des différents pays tout en respectant les spécificités linguistiques nationales.

Langues locales : L'utilisation des langues locales dans certains contextes de soins (médecine communautaire, santé rurale) nécessite le développement de terminologies spécialisées dans ces langues. Cette démarche est complexe car ces langues peuvent ne pas avoir de tradition écrite médicale structurée.

Concepts culturels de santé : Les conceptions traditionnelles de la santé et de la maladie peuvent différer significativement des modèles biomédicaux occidentaux. L'adaptation des terminologies doit tenir compte de ces différences conceptuelles tout en maintenant la cohérence avec les standards internationaux.

Approches communautaires : Le développement de terminologies adaptées nécessite l'implication des communautés concernées, des tradipraticiens et des leaders culturels. Cette approche participative assure une meilleure acceptation des terminologies développées mais complexifie et rallonge les processus.

6.2.4. Méthodes et bonnes pratiques

L'expérience internationale et les premières initiatives africaines permettent d'identifier des méthodes et bonnes pratiques pour l'adaptation locale des terminologies médicales.

Approche collaborative : La traduction et l'adaptation des terminologies médicales nécessitent une approche collaborative impliquant médecins, linguistes, terminologues et informaticiens. Cette collaboration multidisciplinaire assure la qualité technique, médicale et linguistique des traductions produites.

Processus itératif : Le développement de terminologies adaptées doit suivre un processus itératif avec des phases de traduction initiale, de validation par des experts, de test sur le terrain et de révision. Cette approche permet d'améliorer progressivement la qualité et l'acceptabilité des terminologies.

Outils de gestion terminologique : L'utilisation d'outils spécialisés de gestion terminologique (bases de données terminologiques, mémoires de traduction, glossaires collaboratifs) facilite le travail de traduction et assure la cohérence des choix terminologiques.

Validation clinique : Les terminologies adaptées doivent être validées dans des contextes cliniques réels pour s'assurer de leur pertinence et de leur utilisabilité. Cette validation peut révéler des problèmes d'adaptation non détectés lors des phases de développement.

Documentation et formation : Le succès de l'adoption de terminologies adaptées dépend largement de la qualité de la documentation et de la formation des utilisateurs. Ces aspects doivent être planifiés dès les phases de développement.

6.3. Cas pratiques d'implémentation

Cette section présente des cas pratiques d'implémentation d'interopérabilité sémantique dans des contextes réels, illustrant les défis rencontrés et les solutions adoptées. Ces exemples permettent de comprendre les enjeux concrets de la mise en œuvre et d'identifier les facteurs de succès.

6.3.1. Intégration DHIS2-OpenELIS en Côte d'Ivoire

L'intégration entre DHIS2 (système national de gestion des données sanitaires) et OpenELIS (système d'information de laboratoire) en Côte d'Ivoire constitue un cas d'étude exemplaire des défis de l'interopérabilité sémantique dans un contexte africain.

Contexte et objectifs : Cette intégration vise à automatiser la remontée des données de laboratoire vers le système national de surveillance épidémiologique. Elle concerne initialement 45 laboratoires publics et porte sur 25 analyses prioritaires pour la surveillance des maladies à déclaration obligatoire. L'objectif est de réduire les délais de notification, d'améliorer la qualité des données et de diminuer la charge de travail des biologistes.

Défis terminologiques identifiés : L'analyse préliminaire a révélé plusieurs défis terminologiques majeurs. Les codes d'analyses utilisés dans OpenELIS ne correspondaient pas directement aux éléments de données attendus par DHIS2. Les unités de mesure variaient entre laboratoires (mg/dl vs mmol/l pour la glycémie). Les seuils de normalité différaient selon les équipements et les populations de référence. Les nomenclatures de pathogènes n'étaient pas harmonisées entre laboratoires.

Solutions mises en œuvre : Plusieurs solutions ont été développées pour résoudre ces problèmes. Un mapping entre codes LOINC (implémentés dans OpenELIS) et éléments de données DHIS2 a été établi par un comité d'experts incluant biologistes et épidémiologistes. Un système de conversion automatique des unités a été implémenté dans l'interface d'intégration. Les seuils de normalité ont été harmonisés au niveau national après consensus d'experts. Un référentiel commun des pathogènes a été développé en s'appuyant sur la taxonomie NCBI.

Architecture technique : L'intégration s'appuie sur une architecture orientée services utilisant des web services REST. OpenELIS expose des API permettant l'extraction des résultats validés. Un médiateur d'intégration assure la transformation des données selon les mappings définis. DHIS2 reçoit les données via son API d'import standard. Un système de monitoring surveille les échanges et détecte les anomalies.

Résultats et enseignements : Après 18 mois de fonctionnement, l'intégration a permis de réduire les délais de notification de 7 à 2 jours en moyenne et d'améliorer le taux de complétude des données de surveillance de 67% à 89%. Les principaux enseignements incluent l'importance de l'harmonisation terminologique préalable, la nécessité d'impliquer les utilisateurs finaux dans la définition des mappings, et l'intérêt d'un déploiement progressif avec évaluation continue.

6.3.2. Harmonisation régionale des données de vaccination

L'harmonisation des données de vaccination au niveau régional CEDEAO illustre les défis de l'interopérabilité sémantique à l'échelle multi-pays.

Enjeux et objectifs : Cette initiative vise à harmoniser les systèmes de surveillance vaccinale des 15 pays de la CEDEAO pour améliorer la détection des épidémies transfrontalières et optimiser les stratégies de vaccination régionales. Les objectifs incluent l'harmonisation des nomenclatures vaccinales, la standardisation des indicateurs de couverture et l'interopérabilité des systèmes nationaux.

Hétérogénéité initiale : L'analyse de l'existant a révélé une forte hétérogénéité entre les systèmes nationaux. Les nomenclatures de vaccins différaient selon les fournisseurs et les stratégies d'achat. Les calendriers vaccinaux variaient significativement entre pays. Les définitions des indicateurs (enfant complètement vacciné, abandon, etc.)

n'étaient pas harmonisées. Les systèmes d'information utilisaient des plateformes différentes (DHIS2, systèmes propriétaires).

Approche d'harmonisation : L'harmonisation s'appuie sur plusieurs piliers. Un référentiel régional des vaccins a été développé en s'appuyant sur la nomenclature WHO-ATC et les codes GAVI. Les calendriers vaccinaux ont été harmonisés autour d'un tronc commun tout en préservant les spécificités nationales. Les définitions des indicateurs ont été unifiées selon les standards OMS. Un profil FHIR régional pour les données de vaccination a été développé.

Plateforme d'intégration : Une plateforme régionale basée sur DHIS2 agrège les données nationales harmonisées. Chaque pays maintient son système national tout en exportant des données standardisées vers la plateforme régionale. Un système de validation détecte les incohérences et anomalies dans les données remontées. Des tableaux de bord régionaux permettent le monitoring en temps réel des programmes de vaccination.

Impact et perspectives : Après 3 ans de fonctionnement, la plateforme régionale a facilité la coordination de 4 campagnes de vaccination d'urgence et amélioré la détection précoce de 12 épidémies. Les perspectives incluent l'extension à d'autres domaines de surveillance et l'intégration avec les systèmes mondiaux de surveillance (GAVI, OMS).

6.3.3. Système d'aide à la décision pour la prise en charge du paludisme

Le développement d'un système d'aide à la décision pour la prise en charge du paludisme illustre l'importance de l'interopérabilité sémantique pour l'intelligence artificielle médicale.

Contexte médical : Le paludisme reste une cause majeure de morbidité et de mortalité en Côte d'Ivoire, particulièrement chez les enfants de moins de 5 ans. La prise en charge optimale nécessite une évaluation précise de la sévérité, le choix du traitement approprié et le monitoring de la réponse thérapeutique. Un système d'aide à la décision peut améliorer la qualité des soins, particulièrement dans les centres de santé périphériques où l'expertise paludologique peut être limitée.

Défis terminologiques : Le développement du système a révélé des défis terminologiques spécifiques. Les signes cliniques du paludisme sont décrits de manière hétérogène dans la littérature et les systèmes existants. Les critères de sévérité varient selon les guidelines (OMS, nationales, locales). Les terminologies de résistance aux antipaludiques évoluent rapidement. Les descriptions des complications nécessitent une précision particulière.

Ontologie développée : Une ontologie spécialisée du paludisme a été développée en s'appuyant sur les guidelines OMS et les protocoles nationaux. Elle structure les concepts selon plusieurs axes : agents pathogènes (P. falciparum, P. vivax, etc.), manifestations cliniques (fièvre, anémie, complications neurologiques), facteurs de risque (âge, grossesse, immunité), traitements (artemisinine, quinine, etc.) et résistances. Cette ontologie intègre les relations causales, temporelles et thérapeutiques entre concepts.

Intégration avec les systèmes existants : Le système d'aide à la décision s'intègre avec les DME locaux via des API standardisées. Il récupère automatiquement les données cliniques et biologiques du patient, applique les algorithmes de décision et restitue des recommandations structurées. L'intégration avec les systèmes de laboratoire permet l'accès aux résultats de parasitémie et aux tests de résistance. L'intégration avec les systèmes de pharmacie facilite la vérification de disponibilité des traitements.

Évaluation et validation : Le système a été évalué dans 12 centres de santé sur une période de 6 mois. Il a montré une amélioration significative de l'adhésion aux guidelines (78% vs 52% avant déploiement) et une réduction des prescriptions inappropriées (15% vs 31%). L'acceptation par les soignants était élevée (87%) avec une perception positive de l'utilité clinique. Les principales limitations identifiées concernent la dépendance à la qualité des données d'entrée et la nécessité d'adaptation aux évolutions des guidelines.

Tableau 6.1 : Synthèse des cas d'implémentation

Cas d'usage	Défi principal	Solution adoptée	Impact mesuré
DHIS2-OpenELIS	Mapping analyses biologiques	Référentiel LOINC + consensus experts	Délai notification : 7→2 jours
Vaccination CEDEAO	Hétérogénéité multi-pays	Référentiel régional + profil FHIR	12 épidémies détectées précocement
Aide décision paludisme	Ontologie domaine spécifique	Ontologie OWL + guidelines OMS	Adhésion guidelines : 52%→78%

Ces cas pratiques illustrent la diversité des défis de l'interopérabilité sémantique et la nécessité d'adapter les solutions aux contextes spécifiques. Ils soulignent l'importance de l'implication des experts métier, de l'approche collaborative et de l'évaluation continue des impacts. Les enseignements tirés de ces expériences alimentent les recommandations pour les futurs projets d'interopérabilité sémantique dans la région.

Chapitre 7. Intégration technique et échanges d'information

L'intégration technique constitue la mise en œuvre concrète de l'interopérabilité entre systèmes d'information sanitaire. Ce chapitre analyse les technologies, les protocoles et les patterns d'intégration utilisés pour permettre l'échange efficace et sécurisé d'informations de santé. L'accent est mis sur les solutions pratiques adaptées aux contraintes des systèmes de santé africains.

7.1. API, web services, messages HL7/FHIR

Les interfaces de programmation d'applications (API), les services web et les standards de messagerie constituent les technologies fondamentales de l'intégration des systèmes de santé modernes. Cette section analyse leurs caractéristiques, leurs avantages et leurs modalités d'implémentation.

7.1.1. Architectures orientées services (SOA)

L'architecture orientée services constitue le paradigme architectural dominant pour l'intégration des systèmes d'information sanitaire modernes, privilégiant la modularité, la réutilisabilité et le découplage des composants.

Principes fondamentaux de SOA : L'architecture orientée services repose sur plusieurs principes clés. Le découplage assure que les services peuvent évoluer indépendamment sans impacter leurs consommateurs. L'autonomie garantit que chaque service contrôle sa logique et ses données. La réutilisabilité permet d'utiliser un même service dans différents contextes. La composabilité facilite la construction de fonctionnalités complexes par orchestration de services simples. L'interopérabilité standardise les interfaces pour faciliter l'intégration.

Services web SOAP : Les services web SOAP (Simple Object Access Protocol) constituent la première génération de services web standardisés. Ils utilisent XML comme format d'échange et WSDL (Web Services Description Language) pour décrire les interfaces. SOAP offre des fonctionnalités avancées de sécurité (WS-Security), de transaction (WS-Transaction) et de routage (WS-Addressing). Cette richesse fonctionnelle se paye par une complexité accrue et des performances inférieures aux approches plus légères.

Services web REST : L'architecture REST (Representational State Transfer) propose une approche plus simple et plus performante que SOAP. Elle s'appuie sur les méthodes HTTP standard (GET, POST, PUT, DELETE) pour manipuler des ressources identifiées par des URI. REST privilégie les formats légers (JSON) et l'absence d'état entre requêtes. Cette simplicité facilite l'adoption et améliore les performances, au prix d'une standardisation moins stricte que SOAP.

Comparaison SOAP vs REST : Le choix entre SOAP et REST dépend des contraintes du projet. SOAP est préférable pour les intégrations complexes nécessitant des garanties transactionnelles fortes, une sécurité avancée ou des workflows sophistiqués. REST convient mieux aux intégrations simples, aux applications mobiles et aux contextes où la performance et la simplicité sont prioritaires. Dans le contexte africain, REST est généralement privilégié pour sa simplicité et sa compatibilité avec les infrastructures web modernes.

7.1.2. API RESTful pour les systèmes de santé

Les API RESTful constituent aujourd'hui la technologie d'intégration dominante pour les systèmes d'information sanitaire, offrant un équilibre optimal entre simplicité, performance et standardisation.

Principes de conception d'API RESTful : Une API RESTful bien conçue respecte plusieurs principes. L'orientation ressource structure l'API autour des entités métier (patients, observations, prescriptions). L'utilisation appropriée des méthodes HTTP assure la sémantique des opérations (GET pour lecture, POST pour création, PUT pour mise à jour, DELETE pour suppression). Le versioning permet l'évolution de l'API sans rupture de compatibilité. La pagination gère efficacement les grandes collections de données. Le filtrage et le tri offrent de la flexibilité aux clients.

Format des données : JSON (JavaScript Object Notation) s'est imposé comme le format d'échange privilégié pour les API REST en raison de sa simplicité, de sa lisibilité et de sa compatibilité native avec JavaScript. XML reste utilisé dans certains contextes legacy ou lorsque des fonctionnalités avancées (schémas, namespaces) sont nécessaires. Les API modernes supportent généralement les deux formats avec négociation de contenu via les headers HTTP.

Sécurité des API : La sécurisation des API de santé nécessite plusieurs mécanismes. L'authentification identifie les clients de l'API (OAuth 2.0, tokens JWT, certificats). L'autorisation contrôle l'accès aux ressources selon des politiques granulaires. Le chiffrement protège les données en transit (HTTPS/TLS). La limitation de débit prévient les abus et les attaques par déni de service. L'audit enregistre les accès pour la traçabilité et la détection d'anomalies.

Documentation et découverte : La qualité de la documentation détermine largement le succès de l'adoption d'une API. OpenAPI (anciennement Swagger) est devenu le standard de facto pour documenter les API REST. Il permet de décrire formellement les endpoints, les paramètres, les formats de réponse et les codes d'erreur. Cette documentation peut être générée automatiquement à partir du code et servir de base à des clients générés automatiquement.

7.1.3. Messagerie HL7 v2

HL7 v2 reste largement déployé dans les systèmes hospitaliers existants et constitue souvent le point de départ des projets d'intégration, nécessitant une compréhension approfondie de ses mécanismes.

Structure des messages HL7 v2 : Les messages HL7 v2 utilisent une structure hiérarchique délimitée par des caractères spéciaux. Les segments (lignes) représentent des unités logiques d'information (MSH pour header, PID pour patient, OBR pour commande, ORC pour résultat). Les champs (séparés par |) contiennent les valeurs spécifiques. Les composants (séparés par ^) décomposent les champs complexes. Les sous-composants (séparés par &) offrent un niveau de granularité supplémentaire.

Types de messages courants : HL7 v2 définit de nombreux types de messages pour les différents workflows hospitaliers. Les messages ADT (Admission Discharge Transfer) gèrent les mouvements de patients. Les messages ORM (Order Message) transmettent les commandes d'examens. Les messages ORU (Observation Result Unsolicited) communiquent les résultats d'examens. Les messages DFT (Detailed Financial Transaction) véhiculent les informations de facturation. Les messages SIU (Scheduling Information Unsolicited) gèrent les rendez-vous.

Protocoles de transport : HL7 v2 peut être transporté via différents protocoles. MLLP (Minimal Lower Layer Protocol) constitue le protocole de transport traditionnel sur TCP/IP. HTTP permet l'intégration avec les architectures web modernes. File-based exchange convient aux échanges en lot pour les environnements à connectivité limitée. SOAP wrapping encapsule les messages HL7 dans des services web pour bénéficier des fonctionnalités WS-*.

Défis d'implémentation : L'implémentation de HL7 v2 soulève plusieurs défis. La flexibilité du standard permet des variations d'implémentation qui compliquent l'interopérabilité. L'absence de typage strict nécessite une validation rigoureuse. La syntaxe délimitée est sensible aux caractères spéciaux dans les données. L'évolution des messages nécessite une gestion attentive de la compatibilité. Ces défis nécessitent des outils d'intégration sophistiqués et une expertise spécialisée.

7.1.4. FHIR : la nouvelle génération

FHIR (Fast Healthcare Interoperability Resources) représente l'avenir de l'interopérabilité en santé, combinant les leçons des standards précédents avec les technologies web modernes.

Architecture basée sur les ressources : FHIR organise l'information de santé en ressources modulaires et atomiques. Chaque ressource (Patient, Observation, Medication, etc.) représente un concept métier distinct avec ses propres attributs et relations. Cette granularité facilite la réutilisation et la composition. Les ressources peuvent être échangées individuellement ou en bundles pour des transactions complexes.

API RESTful native : FHIR définit une API REST native pour manipuler les ressources. Les opérations CRUD (Create, Read, Update, Delete) utilisent les méthodes HTTP standard. La recherche utilise des paramètres d'URL standardisés. Les transactions permettent des opérations atomiques sur plusieurs ressources. Les abonnements (subscriptions) permettent de recevoir des notifications sur les changements de données.

Formats d'échange multiples : FHIR supporte nativement plusieurs formats d'échange. JSON constitue le format privilégié pour les applications web et mobiles. XML offre compatibilité avec les systèmes legacy et fonctionnalités avancées. RDF/Turtle permet l'intégration avec les technologies du web sémantique. Cette flexibilité facilite l'adoption dans des contextes hétérogènes.

Profilage et extensions : FHIR permet de créer des profils qui spécialisent les ressources de base pour des besoins spécifiques. Un profil peut rendre obligatoires des éléments optionnels, restreindre les valeurs possibles ou ajouter des extensions. Cette flexibilité permet l'adaptation aux contextes nationaux ou régionaux tout en préservant l'interopérabilité de base. Les profils sont eux-mêmes des ressources FHIR (StructureDefinition) pouvant être échangées et réutilisées.

Cas d'usage FHIR : FHIR convient à de multiples cas d'usage. Le partage de documents cliniques utilise les ressources DocumentReference et Binary. L'échange de données structurées s'appuie sur les ressources métier spécifiques. Les applications mobiles bénéficient de la simplicité de l'API REST. L'analytique utilise les capacités de recherche et d'agrégation. La recherche clinique exploite les extensions pour les données spécialisées.

```
{
  "resourceType": "Patient", "id":
  "example-ci-001",
  "identifier": [{
    "system": "http://sante.gouv.ci/identifiant-national",
    "value": "123456789"
  }],
  "name": [{
    "family": "Konan",
    "given": ["Koffi", "Pacôme"]
  }],
  "gender": "male",
  "birthDate": "1985-03-15", "address": [{
    "line": ["Rue des Jardins, Yopougon Attié"], "city": "Abidjan",
    "country": "CI"
  }],
  "telecom": [{
    "system": "phone",
    "value": "+225 07 12 34 56 78"
  }]
}
```

7.2. Transformation de données et middleware

La transformation de données constitue une opération centrale de l'intégration, permettant de convertir les informations d'un format source vers un format cible tout en préservant leur signification. Cette section analyse les techniques, les outils et les bonnes pratiques de transformation de données en santé.

7.2.1. Patterns de transformation

Plusieurs patterns architecturaux peuvent être utilisés pour organiser les transformations de données selon la complexité et les contraintes du contexte.

Transformation point-à-point : Dans ce pattern, chaque système source implémente directement les transformations vers chaque système cible. Cette approche simple convient aux intégrations limitées (2-3 systèmes) mais devient rapidement ingérable avec l'augmentation du nombre de systèmes. Elle nécessite N*(N-1) transformations pour N systèmes, créant une complexité quadratique.

Transformation via modèle canonique : Ce pattern introduit un format d'échange intermédiaire (modèle canonique) vers lequel tous les systèmes transforment leurs données. Chaque système implémente une transformation vers/depuis le modèle canonique, réduisant la complexité à 2*N transformations. Cette approche facilite l'ajout de nouveaux systèmes et centralise l'expertise de transformation.

Transformation en pipeline : Ce pattern décompose les transformations complexes en étapes successives (pipeline), chacune réalisant une transformation élémentaire. Cette approche facilite la maintenance, la réutilisation et le test des transformations. Elle permet également un parallélisme pour améliorer les performances.

Transformation event-driven : Dans ce pattern, les transformations sont déclenchées par des événements (création, modification, suppression de données). Cette approche réactive convient aux intégrations temps réel et facilite le découplage temporel entre systèmes. Elle nécessite une infrastructure de messaging robuste (message queues, event streaming).

7.2.2. Technologies et outils de transformation

Plusieurs technologies et outils facilitent l'implémentation des transformations de données dans les projets d'intégration en santé.

Langages de transformation : XSLT (eXtensible Stylesheet Language Transformations) permet de transformer des documents XML selon des règles déclaratives. JsonPath et JQ offrent des capacités similaires pour JSON. Ces langages déclaratifs sont puissants pour les transformations structurelles mais limités pour les logiques complexes.

Moteurs de transformation : Apache Camel constitue un framework d'intégration open source implémentant de nombreux patterns d'intégration (routing, transformation, médiation). Mule ESB offre un environnement graphique pour designer et exécuter des flux de transformation. Talend Data Integration fournit des outils ETL (Extract Transform Load) adaptés aux transformations complexes.

Mapping graphique : Des outils comme Altova MapForce permettent de définir visuellement les mappings entre structures source et cible. Cette approche graphique facilite la compréhension et la maintenance des transformations complexes. Le code de transformation est généré automatiquement à partir du mapping visuel.

Transformation basée sur les règles : Les moteurs de règles (Drools, Easy Rules) permettent de gérer des logiques de transformation complexes avec des règles métier explicites. Cette approche facilite la maintenance par les experts métier et supporte l'évolution dynamique des règles sans recompilation.

7.2.3. Middleware d'intégration

Le middleware d'intégration fournit l'infrastructure technique et les services nécessaires à l'orchestration des échanges et des transformations entre systèmes.

Fonctionnalités du middleware : Un middleware d'intégration complet offre plusieurs fonctionnalités essentielles. Le routage intelligent dirige les messages vers leurs destinataires selon des règles configurables. La transformation convertit les formats et structures de données. La gestion des transactions assure la cohérence des échanges. La gestion des erreurs et retry gère les échecs temporaires. Le monitoring et l'alerting surveillent le bon fonctionnement.

Architecture du middleware : Le middleware s'organise généralement en plusieurs couches. La couche connecteurs gère les protocoles de communication avec les systèmes externes. La couche transformation applique les conversions de format et de structure. La couche orchestration coordonne les workflows complexes. La couche monitoring collecte les métriques et les logs. La couche administration permet la configuration et le pilotage.

Solutions open source : Plusieurs solutions open source robustes sont disponibles. Apache ServiceMix combine Camel, ActiveMQ et Karaf pour une plateforme d'intégration complète. Mule ESB Community offre des fonctionnalités ESB avec une version gratuite. WSO2 Enterprise Integrator fournit une suite complète d'outils d'intégration. Ces solutions peuvent être adaptées aux besoins spécifiques des systèmes de santé africains.

Considérations de déploiement : Le déploiement du middleware nécessite plusieurs considérations. La haute disponibilité exige une architecture redondante avec basculement automatique. La scalabilité verticale et horizontale permet l'adaptation à la charge. La sécurité multi-couches protège les données sensibles de santé. Le monitoring proactif détecte les problèmes avant impact utilisateur. La maintenance planifiée minimise les interruptions de service.

7.2.4. Gestion de la qualité des transformations

La qualité des transformations de données détermine directement la fiabilité de l'interopérabilité et nécessite une approche rigoureuse de validation et de test.

Validation des transformations : Plusieurs niveaux de validation doivent être implémentés. La validation syntaxique vérifie la conformité aux schémas de données. La validation sémantique contrôle la cohérence métier des données transformées. La validation de complétude s'assure qu'aucune donnée n'est perdue. La validation de performance vérifie que les transformations s'exécutent dans des temps acceptables.

Tests automatisés : Une suite de tests automatisés doit couvrir les différents scénarios de transformation. Les tests unitaires valident chaque règle de transformation individuellement. Les tests d'intégration vérifient les flux complets de transformation. Les tests de non-régression détectent les impacts des modifications. Les tests de charge évaluent les performances sous charge élevée.

Gestion des exceptions : Les transformations doivent gérer robustement les cas d'exception. Les données invalides doivent être rejetées avec des messages d'erreur explicites. Les transformations partielles doivent être tracées et signalées. Les échecs de transformation doivent déclencher des alertes appropriées. Les mécanismes de compensation doivent permettre l'annulation des transformations partielles.

Documentation des transformations : La documentation exhaustive des transformations est essentielle pour la maintenance. Les spécifications de mapping doivent décrire précisément les correspondances source-cible. Les règles métier doivent être explicitées et justifiées. Les cas particuliers et exceptions doivent être documentés. Les exemples concrets facilitent la compréhension et la validation.

7.3. Gestion des identifiants patients et synchronisation

L'identification unique et fiable des patients constitue un prérequis fondamental à l'interopérabilité des systèmes de santé. Cette section analyse les stratégies, les technologies et les défis spécifiques de la gestion des identités patients dans des environnements distribués.

7.3.1. Enjeux de l'identification patient

L'identification correcte des patients revêt une importance critique pour la qualité et la sécurité des soins, avec des enjeux particuliers dans le contexte africain.

Impacts cliniques des erreurs d'identification : Les erreurs d'identification patient peuvent avoir des conséquences graves. L'attribution de résultats d'examens au mauvais patient peut conduire à des diagnostics erronés et des traitements inappropriés. La fusion erronée de dossiers mélange les informations de patients différents. La duplication de dossiers fragmente l'information clinique et complique la prise en charge. Ces erreurs peuvent mettre en danger la vie des patients.

Défis spécifiques au contexte africain : L'identification patient en Afrique soulève des défis particuliers. Le faible taux de documentation officielle (carte d'identité, acte de naissance) complique l'établissement d'identités fiables. Les homonymies sont fréquentes dans certaines cultures. Les variations d'orthographe des noms (translittération, erreurs de saisie) multiplient les risques de doublon. La mobilité des populations entre zones rurales et urbaines complique le suivi longitudinal.

Exigences fonctionnelles : Un système d'identification patient doit répondre à plusieurs exigences. L'unicité garantit qu'un patient n'a qu'un seul identifiant dans le système. La persistance assure que l'identifiant reste stable dans le temps. L'universalité permet l'utilisation de l'identifiant par tous les acteurs autorisés. La privacy protège l'identité du patient contre les accès non autorisés. La réconciliation permet de relier les identifiants d'un même patient dans différents systèmes.

7.3.2. Stratégies d'identification

Plusieurs stratégies peuvent être adoptées pour gérer l'identification des patients selon le niveau de maturité du système de santé et les ressources disponibles.

Identifiant national unique : Cette approche, la plus ambitieuse, attribue un identifiant unique à chaque citoyen utilisable dans tous les contextes de santé. Elle nécessite une infrastructure nationale (registre de population, système d'enregistrement civil) et une gouvernance forte. Des pays comme le Maroc ou la Tunisie ont implémenté avec succès des identifiants nationaux de santé. Cette approche offre la meilleure garantie d'interopérabilité mais nécessite des investissements importants.

Registre maître de patients (MPI) : Le Master Patient Index constitue un référentiel centralisé qui indexe les identifiants locaux des patients et les relie à un identifiant maître. Chaque système conserve ses identifiants locaux mais le MPI assure la correspondance. Cette approche facilite l'intégration progressive sans imposer le remplacement des systèmes existants. Elle nécessite des algorithmes sophistiqués de matching et déduplication.

Fédération d'identités : Cette approche décentralisée permet à chaque système de maintenir ses propres identifiants tout en utilisant des protocoles standards pour échanger des informations d'identification. Les requêtes patient sont résolues en temps réel via des services de recherche distribués. Cette approche préserve l'autonomie des systèmes mais présente des défis de performance et de complexité.

Approche hybride : La plupart des implémentations réelles combinent plusieurs stratégies. Un identifiant national peut coexister avec des registres régionaux ou spécialisés. Les systèmes locaux maintiennent leurs identifiants tout en participant à un MPI national. Cette flexibilité permet une évolution progressive mais complexifie la gouvernance.

7.3.3. Technologies de matching et déduplication

Les technologies de matching et déduplication constituent le cœur technique des systèmes d'identification patient, permettant de détecter les doublons et de relier les identités.

Algorithmes de matching déterministe : Le matching déterministe utilise des règles strictes pour identifier les correspondances. Par exemple, deux enregistrements sont considérés comme le même patient si nom, prénom, date de naissance et sexe correspondent exactement. Cette approche simple et rapide fonctionne bien avec des données de qualité mais rate les correspondances en cas d'erreurs ou de variations.

Algorithmes de matching probabiliste : Le matching probabiliste calcule une probabilité de correspondance basée sur la similarité de multiples attributs. Les algorithmes de Fellegi-Sunter constituent l'approche classique, pondérant chaque attribut selon sa capacité discriminante. Cette approche tolère mieux les erreurs et variations mais nécessite un calibrage soigneux et peut générer des faux positifs/négatifs.

Mesures de similarité : Plusieurs mesures permettent d'évaluer la similarité entre chaînes de caractères. La distance de Levenshtein compte le nombre minimal d'opérations (insertion, suppression, substitution) pour transformer une chaîne en une autre. La similarité phonétique (Soundex, Metaphone) détecte les variations d'orthographe des noms. La similarité cosinus avec n-grammes capture les similitudes partielles.

Machine learning : Les techniques d'apprentissage automatique offrent des capacités avancées de matching. Les modèles supervisés (SVM, Random Forest) apprennent à partir d'exemples annotés. Les réseaux de neurones profonds capturent des patterns complexes. L'apprentissage actif optimise l'annotation en ciblant les cas ambigus. Ces approches nécessitent des corpus d'entraînement importants et une expertise spécialisée.

7.3.4. Standards IHE PIX et PDQ

Les standards IHE (Integrating the Healthcare Enterprise) PIX et PDQ fournissent des profils d'intégration spécialisés pour la gestion des identités patients.

PIX - Patient Identifier Cross-referencing : Le profil PIX permet à différents systèmes d'échanger et de réconcilier leurs identifiants patients. Un système source notifie le serveur PIX lors de l'enregistrement d'un nouveau patient. Le serveur PIX détermine si ce patient existe déjà (matching) et établit les correspondances entre identifiants. Les systèmes clients peuvent interroger le PIX pour obtenir l'identifiant d'un patient dans un domaine spécifique.

PDQ - Patient Demographics Query : Le profil PDQ permet de rechercher des patients selon leurs données démographiques. Les clients PDQ soumettent des requêtes avec des critères de recherche (nom, date de naissance, etc.). Le serveur PDQ recherche les patients correspondants dans son registre et retourne les résultats avec leurs identifiants et données démographiques. Ce profil complète PIX en permettant la recherche interactive.

Implémentation OpenHIE : La plateforme OpenHIE implémente ces profils via son composant Client Registry. Ce registre maintient un MPI et expose des services PIX et PDQ. Il intègre des algorithmes de matching configurables et des workflows de résolution manuelle des cas ambigus. Son architecture open source facilite l'adaptation aux besoins locaux.

FHIR et gestion d'identité : FHIR propose des approches complémentaires via ses ressources Patient et les opérations $match. L'opération $match permet de soumettre des données patient et obtenir les patients correspondants du serveur. Les extensions FHIR permettent d'enrichir les capacités de base pour des besoins spécifiques. L'approche FHIR s'intègre naturellement dans les architectures API modernes.

Encadré 7.2 : Recommandations pour l'identification patient en Côte d'Ivoire

Basées sur l'analyse du contexte et les expériences internationales :

- **Court terme :** Déployer un MPI national basé sur OpenHIE Client Registry
- **Moyen terme :** Développer un identifiant national de santé lié au registre civil
- **Technologies :** Matching probabiliste + résolution manuelle cas complexes
- **Standards :** IHE PIX/PDQ + FHIR Patient/$match pour intégrations modernes
- **Gouvernance :** Comité national d'identification avec représentation multi-acteurs
- **Biométrie :** Évaluer progressivement l'apport de la biométrie (empreintes, iris)

7.3.5. Synchronisation de données distribuées

Dans les architectures distribuées, la synchronisation des données entre sites constitue un défi technique majeur, particulièrement dans des environnements à connectivité intermittente.

Patterns de synchronisation : Plusieurs patterns de synchronisation peuvent être utilisés. La synchronisation maître-esclave réplique les données d'un site maître vers des sites esclaves (one-way). La synchronisation multi-maître permet les modifications sur plusieurs sites (multi-way). La synchronisation événementielle propage les changements en temps réel. La synchronisation en lot regroupe les changements pour des transferts périodiques.

Gestion des conflits : La synchronisation multi-sites peut générer des conflits (modifications concurrentes du même objet). Plusieurs stratégies de résolution existent. Le timestamp privilégie la modification la plus récente. Les règles métier appliquent une logique contextuelle. La résolution manuelle implique un utilisateur pour les cas complexes. Les CRDTs (Conflict-free Replicated Data Types) permettent des fusions automatiques sans conflit.

Optimisation pour faible connectivité : Plusieurs techniques optimisent la synchronisation dans des environnements contraints. La compression réduit la taille des données transférées. La synchronisation incrémentale ne transfère que les changements. La prioritisation traite d'abord les données critiques. Le delta encoding encode efficacement les modifications. Ces optimisations sont cruciales dans le contexte africain.

Solutions techniques : Plusieurs technologies facilitent la synchronisation. CouchDB offre une synchronisation bidirectionnelle robuste avec gestion de conflits. Sync Gateway (Couchbase Mobile) optimise la synchronisation mobile. Apache Kafka permet le streaming de changements de données. Custom solutions peuvent être développées pour des besoins spécifiques avec des frameworks comme Apache Camel.

La gestion des identifiants patients et la synchronisation de données constituent des défis techniques complexes mais fondamentaux pour l'interopérabilité. Leur maîtrise conditionne le succès des projets d'intégration à grande échelle. Le chapitre suivant propose une architecture de référence intégrant ces différents composants dans une vision cohérente adaptée au contexte ivoirien.

Chapitre 8. Architecture de référence pour la Côte d'Ivoire

L'architecture de référence constitue la vision cible qui guide l'évolution progressive du système d'information sanitaire national vers un écosystème intégré et interopérable. Ce chapitre propose une architecture de référence pour la Côte d'Ivoire, basée sur les bonnes pratiques internationales et adaptée aux contraintes et opportunités du contexte local. Cette proposition s'appuie sur l'analyse approfondie des chapitres précédents et les retours d'expérience des projets pilotes nationaux et régionaux.

8.1. Proposition d'architecture nationale interopérable

L'architecture nationale interopérable vise à créer un écosystème cohérent de systèmes d'information sanitaire capable de supporter efficacement les missions du système de santé tout en s'adaptant aux contraintes techniques, organisationnelles et financières du pays.

8.1.1. Principes directeurs

L'architecture proposée s'appuie sur plusieurs principes directeurs qui guident l'ensemble des choix techniques et organisationnels.

Interopérabilité par conception : L'interopérabilité ne doit pas être une couche ajoutée après coup mais un principe fondamental guidant la conception de tous les composants. Chaque système doit être conçu dès l'origine pour échanger des informations selon des standards reconnus. Les interfaces d'intégration doivent être documentées et testées systématiquement.

Standards ouverts et solutions libres : L'architecture privilégie l'utilisation de standards ouverts (HL7 FHIR, ICD, LOINC) et de solutions open source pour éviter les dépendances propriétaires et faciliter l'adaptation locale. Cette orientation stratégique renforce la souveraineté numérique et optimise les coûts à long terme.

Approche progressive et pragmatique : L'architecture reconnaît que la transformation ne peut être réalisée instantanément mais nécessite une évolution progressive sur plusieurs années. Elle définit des étapes intermédiaires réalistes et valorise les systèmes existants plutôt que de tout reconstruire. Les gains rapides (quick wins) sont recherchés pour maintenir l'engagement des parties prenantes.

Résilience et robustesse : L'architecture doit être résiliente face aux contraintes d'infrastructure (connectivité intermittente, pannes électriques) et capable de fonctionner en mode dégradé. Les fonctionnalités critiques doivent rester disponibles même en cas de défaillance partielle du système.

Sécurité et confidentialité by design : La sécurité et la protection des données personnelles doivent être intégrées dès la conception et non ajoutées après coup. Chaque composant doit implémenter les mécanismes de sécurité appropriés (authentification, chiffrement, audit, contrôle d'accès).

Évolutivité et scalabilité : L'architecture doit pouvoir s'adapter à la croissance du nombre d'utilisateurs, du volume de données et des fonctionnalités. Elle doit faciliter l'ajout de nouveaux systèmes et l'évolution des systèmes existants sans remise en cause globale.

8.1.2. Vue d'ensemble de l'architecture

L'architecture nationale s'organise en plusieurs couches fonctionnelles qui assurent chacune des responsabilités spécifiques tout en interagissant de manière cohérente.

Couche systèmes sources : Cette couche regroupe l'ensemble des systèmes opérationnels qui produisent et consomment les données de santé. Elle inclut les systèmes hospitaliers (HIS, DME), les systèmes spécialisés (LIS, RIS/PACS, PMS), les systèmes nationaux (DHIS2, SIGDEP, registres) et les applications mobiles (collecte communautaire, télémédecine). Ces systèmes conservent leur autonomie opérationnelle tout en participant à l'écosystème interopérable.

Couche d'intégration : Cette couche centrale assure l'orchestration des échanges entre les systèmes sources. Elle comprend un bus d'intégration sanitaire basé sur OpenHIE, des services de transformation et de routage, des adaptateurs pour les systèmes legacy, et des API gateway pour les nouvelles applications. Cette couche masque l'hétérogénéité des systèmes sources et offre des services d'intégration réutilisables.

Couche services partagés : Cette couche fournit des services communs utilisés par l'ensemble de l'écosystème. Elle inclut un registre maître de patients (Client Registry), un registre des établissements de santé (Facility Registry), un registre des professionnels de santé (Health Worker Registry), des services terminologiques (Terminology Services), et des services d'identité et d'authentification. Ces services mutualisés assurent la cohérence globale du système.

Couche données partagées : Cette couche héberge les référentiels de données partagées entre les différents acteurs. Elle comprend un dépôt de documents cliniques (Shared Health Record), des entrepôts de données pour l'analytique (Data Warehouse), et des plateformes de surveillance épidémiologique. Ces référentiels offrent une vision consolidée de l'information sanitaire.

Couche portails et applications : Cette couche expose les services et les données aux utilisateurs finaux via des interfaces adaptées. Elle inclut des portails professionnels (pour les soignants), des portails patients (accès au DMP), des tableaux de bord décisionnels (pour les gestionnaires) et des applications mobiles. Ces interfaces doivent être ergonomiques, performantes et accessibles.

8.1.3. Composants prioritaires

La mise en œuvre de l'architecture complète nécessite plusieurs années. L'identification des composants prioritaires permet de concentrer les efforts et d'obtenir des résultats tangibles rapidement.

Client Registry (Registre maître de patients) : Ce composant constitue la priorité absolue car l'identification unique des patients conditionne toutes les autres intégrations. Il doit implémenter les profils IHE PIX/PDQ, intégrer des algorithmes de matching performants, gérer les flux d'enregistrement de tous les systèmes producteurs, et exposer des services d'interrogation simples et performants.

Health Information Mediator (Médiateur d'intégration) : Ce composant central assure l'orchestration des échanges entre systèmes. Il route les messages selon les règles métier, transforme les formats et protocoles, sécurise les communications, surveille les échanges, et gère les erreurs et retry. Sa mise en place permet de commencer les intégrations concrètes.

Facility Registry (Registre des établissements) : Ce référentiel national des formations sanitaires est indispensable pour identifier de manière unique les lieux de soins dans tous les échanges. Il doit maintenir les données structurelles (nom, adresse, type, niveau), gérer les identifiants multiples (locaux, nationaux, internationaux), exposer des API de recherche et de consultation, et se synchroniser avec les registres administratifs.

Terminology Services (Services terminologiques) : Ces services fournissent les référentiels terminologiques nécessaires à l'interopérabilité sémantique. Ils hébergent les classifications nationales (ICD-10, tables de codage locales), offrent des services de recherche et de validation, gèrent les mappings entre terminologies, et supportent le multilinguisme.

Shared Health Record (Dépôt de documents partagés) : Ce composant permet le partage de documents cliniques entre établissements. Il implémente le profil IHE XDS (Cross-enterprise Document Sharing), indexe les documents par patient et type, gère les droits d'accès granulaires, et assure la traçabilité des consultations. Son déploiement améliore concrètement la continuité des soins.

8.1.4. Gouvernance de l'architecture

La réussite de la mise en œuvre de l'architecture nationale nécessite une gouvernance forte et des mécanismes de coordination efficaces.

Comité d'architecture : Un comité d'architecture national doit être établi, présidé par la DIIS et incluant des représentants des principales institutions sanitaires, des experts techniques et des partenaires stratégiques. Ce comité valide les choix architecturaux majeurs, arbitre les conflits techniques, et assure la cohérence des évolutions.

Standards et normes techniques : Un référentiel de standards et normes techniques doit être maintenu et régulièrement mis à jour. Il définit les standards obligatoires (FHIR, ICD-10), recommandés (LOINC, SNOMED CT) et tolérés (HL7 v2 pour les systèmes legacy). Les dérogations éventuelles doivent être justifiées et temporaires.

Processus d'homologation : Tout nouveau système ou évolution significative doit passer par un processus d'homologation vérifiant la conformité aux standards et à l'architecture de référence. Ce processus inclut des tests d'interopérabilité, des audits de sécurité, et des validations fonctionnelles.

Centre d'expertise : Un centre d'expertise technique doit être créé pour accompagner les projets d'intégration. Il fournit de l'assistance technique, développe des guides et des outils réutilisables, forme les équipes projet, et capitalise les retours d'expérience.

8.2. Composants prioritaires et plan de déploiement

Le déploiement de l'architecture nationale nécessite une planification rigoureuse et une approche par phases permettant d'obtenir des résultats tangibles progressivement tout en construisant les fondations pour les développements futurs.

8.2.1. Phase 1 : Fondations (Années 1-2)

La première phase établit les fondations techniques et organisationnelles nécessaires aux développements futurs. Elle se concentre sur les composants les plus critiques et les intégrations prioritaires.

Objectifs de la phase 1 : Établir la gouvernance de l'architecture, déployer les composants socles (Client Registry, Facility Registry), réaliser les premières

Intégrations pilotes (DHIS2-OpenELIS), former les équipes techniques nationales, et démontrer la faisabilité de l'approche.

Activités principales : Création du comité d'architecture et définition des processus de gouvernance. Déploiement d'une instance nationale OpenHIE avec les composants Client Registry et Facility Registry. Développement des profils FHIR nationaux et des guides d'implémentation. Formation d'une équipe technique nationale aux technologies d'intégration. Réalisation de l'intégration DHIS2-OpenELIS dans 10 établissements pilotes. Documentation des résultats et capitalisation des enseignements.

Résultats attendus : Gouvernance opérationnelle, registre national des patients opérationnel dans 50 établissements, registre des établissements complet, intégration DHIS2-OpenELIS fonctionnelle, équipe technique formée, documentation de référence disponible.

Budget estimé Phase 1 : 5 millions USD incluant infrastructures (30%), développements (25%), formation (20%), conduite du changement (15%), pilotage (10%).

8.2.2. Phase 2 : Extension (Années 3-4)

La deuxième phase étend les déploiements aux établissements de niveau secondaire et tertiaire et développe des fonctionnalités avancées d'interopérabilité.

Objectifs de la phase 2 : Généraliser le registre des patients aux établissements secondaires et tertiaires, déployer le Shared Health Record pour le partage de documents, étendre les intégrations existantes, développer des services d'analytique, et renforcer la sécurité.

Activités principales : Extension du Client Registry à 200 établissements supplémentaires. Déploiement du Shared Health Record avec implémentation IHE XDS. Développement d'intégrations complémentaires (HIS-DME, imagerie, pharmacie). Mise en place d'un entrepôt de données national pour l'analytique. Renforcement des mécanismes de sécurité (PKI, HSM). Déploiement de tableaux de bord décisionnels. Formation continue et support technique.

Résultats attendus : Registre patients opérationnel dans 250 établissements, partage de documents cliniques fonctionnel entre établissements de référence, 5 intégrations majeures opérationnelles, entrepôt de données alimenté et exploité, infrastructure de sécurité robuste.

Budget estimé Phase 2 : 8 millions USD incluant infrastructures (25%), développements (30%), déploiements (25%), formation et support (15%), pilotage (5%).

8.2.3. Phase 3 : Consolidation (Années 5-6)

La troisième phase consolide les acquis, étend les services aux niveaux périphériques et développe des services innovants.

Objectifs de la phase 3 : Étendre les services d'interopérabilité au niveau primaire, développer des services de télémédecine, implémenter des services d'intelligence artificielle, participer aux initiatives régionales, et assurer la durabilité du système.

Activités principales : Extension progressive aux centres de santé primaires (stratégies adaptées à la connectivité limitée). Développement de plateformes de télémédecine interopérables. Implémentation de services d'IA (aide au diagnostic, prédiction épidémies). Intégration avec les plateformes régionales CEDEAO. Mise en place de mécanismes de financement pérenne. Transfert de compétences vers les équipes locales.

Résultats attendus : Services d'interopérabilité disponibles pour 80% des formations sanitaires, télémédecine opérationnelle, services d'IA en production, participation active aux initiatives régionales, modèle économique pérenne établi.

Budget estimé Phase 3 : 10 millions USD incluant extensions (30%), innovation (25%), télémédecine (20%), régional (15%), pérennisation (10%).

8.3. Scénarios d'intégration (hôpital, district, national)

L'architecture de référence doit se décliner en scénarios concrets d'intégration adaptés aux différents niveaux du système de santé. Cette section décrit trois scénarios types illustrant la mise en œuvre de l'interopérabilité aux niveaux hospitalier, district et national.

8.3.1. Scénario hospitalier : Hôpital Général de Yopougon Attié

L'Hôpital Général de Yopougon Attié, établissement de référence de 250 lits, illustre les enjeux et opportunités d'interopérabilité au niveau d'un hôpital de taille moyenne. Cette analyse servira de base au cas d'étude détaillé du chapitre 9.

Situation initiale : L'hôpital dispose de plusieurs systèmes d'information non intégrés : un système de gestion administrative développé localement, OpenELIS pour le laboratoire, un système de gestion de pharmacie basique, des fichiers Excel pour la planification des lits, et la remontée DHIS2 effectuée manuellement. Cette fragmentation génère des ressaisies, des incohérences et des pertes d'information.

Architecture cible : L'architecture cible intègre ces systèmes via un bus

145

d'intégration local (Mirth Connect) connecté au bus national OpenHIE. Le système administratif expose des API REST pour les données patients et admissions. OpenELIS partage les résultats d'analyses via HL7 v2. Le système de pharmacie s'intègre pour la vérification des ordonnances. La remontée DHIS2 est automatisée via des web services.

Intégrations prioritaires : (1) Intégration système administratif - OpenELIS pour éliminer la ressaisie des demandes et automatiser la transmission des résultats. (2) Connexion au Client Registry national pour l'identification unique des patients. (3) Automatisation de la remontée DHIS2 pour améliorer la complétude et la fraîcheur des données. (4) Partage des documents cliniques vers le Shared Health Record national.

Bénéfices attendus : Réduction de 60% des ressaisies, amélioration de 40% des délais de transmission des résultats, taux de complétude DHIS2 passant de 65% à 95%, amélioration de la continuité des soins par accès au dossier partagé, base pour développements futurs (DME, imagerie).

8.3.2. Scénario district : District sanitaire d'Abobo

Le district sanitaire d'Abobo, comprenant un hôpital de district et 15 centres de santé urbains, illustre les défis d'intégration au niveau d'un district urbain dense.

Enjeux spécifiques : Coordination entre l'hôpital de district et les centres de santé périphériques, gestion des références et contre-références, surveillance épidémiologique district, planification des ressources (médicaments, personnel), et rapportage consolidé.

Architecture proposée : Chaque formation sanitaire utilise DHIS2 Tracker pour la gestion locale des patients et activités. Un serveur DHIS2 district agrège les données des différentes formations. Le système de gestion de la pharmacie district (SIGDEP) s'intègre avec les systèmes locaux pour la gestion des stocks. Un système de gestion des références facilite l'orientation des patients. Une connexion au niveau national assure la remontée des données consolidées.

Intégrations clés : (1) Agrégation DHIS2 des formations sanitaires vers le district.

(2) Intégration SIGDEP-formations sanitaires pour la gestion des stocks. (3) Système de référence électronique entre centres de santé et hôpital de district. (4) Connexion au Client Registry national. (5) Remontée vers le niveau national via l'API DHIS2.

Approche de déploiement : Déploiement progressif commençant par l'hôpital de district et 3 centres de santé pilotes. Extension à l'ensemble des centres après validation. Formation en cascade (formateurs district puis agents de santé). Support de proximité via équipe district. Évaluation continue et ajustements.

8.3.3. Scénario national : Surveillance épidémiologique intégrée

La surveillance épidémiologique intégrée illustre un cas d'usage national nécessitant l'intégration de multiples sources de données pour la détection précoce et la réponse aux épidémies.

Sources de données multiples : Les données de surveillance proviennent de sources diverses : déclaration des cas par les formations sanitaires (DHIS2), résultats de laboratoire (OpenELIS), données de pharmacovigilance, mortalité (registre d'état civil), données environnementales, médias et réseaux sociaux. L'intégration de ces sources hétérogènes est essentielle pour une surveillance efficace.

Architecture de surveillance : Une plateforme nationale de surveillance épidémiologique intègre les flux de données via le bus national OpenHIE. Les données DHIS2 remontent automatiquement via l'API. Les résultats de laboratoire pertinents sont notifiés par OpenELIS. Des algorithmes de détection analysent les données en continu pour identifier les signaux précoces. Des tableaux de bord permettent le monitoring en temps réel. Un système d'alerte notifie automatiquement les responsables en cas de dépassement de seuils.

Workflow de réponse : Lors de la détection d'un signal, un workflow automatisé est déclenché : (1) Notification automatique des responsables concernés. (2) Enrichissement des données via requêtes complémentaires. (3) Investigation épidémiologique avec collecte de données additionnelles. (4) Coordination de la réponse via une plateforme collaborative. (5) Monitoring de l'évolution et évaluation de l'impact des mesures.

Standards et interopérabilité : Le système utilise les standards internationaux de surveillance (IHE IDSR, FHIR resources pour cas et investigations). L'interopérabilité avec les systèmes régionaux (OOAS) et internationaux (OMS) facilite la coordination transfrontalière. L'utilisation de terminologies standardisées (ICD-10, SNOMED CT pour pathogènes) assure la cohérence sémantique.

Ces trois scénarios illustrent la déclinaison concrète de l'architecture de référence à différents niveaux du système de santé. Ils démontrent l'importance d'une approche adaptée aux spécificités de chaque niveau tout en maintenant la cohérence globale. Le chapitre suivant approfondit le cas de l'Hôpital Général de Yopougon Attié en s'appuyant sur les recherches du Dr. Konan Koffi Pacôme.

Chapitre 9. Étude de cas : Hôpital Général de Yopougon Attié

Ce chapitre présente une étude de cas approfondie de l'Hôpital Général de Yopougon Attié, établissement hospitalier de référence situé dans la commune de Yopougon à Abidjan. Cette analyse s'appuie sur les recherches menées par le Dr. Konan K. Pacôme portant sur l'évaluation de la maturité numérique des établissements sanitaires publics de Côte d'Ivoire. Elle illustre concrètement les enjeux, défis et opportunités de l'interopérabilité des systèmes d'information sanitaire dans le contexte ivoirien.

9.1. Contexte et problématique locale

L'Hôpital Général de Yopougon Attié constitue un terrain d'étude particulièrement pertinent pour analyser les défis de la transformation numérique et de l'interopérabilité dans les établissements sanitaires publics ivoiriens. Cette section présente le contexte institutionnel, organisationnel et technique de l'établissement.

9.1.1. Présentation de l'établissement

L'Hôpital Général de Yopougon Attié est un établissement public de santé de niveau secondaire situé dans la commune de Yopougon, l'une des plus peuplées d'Abidjan avec environ 1,5 million d'habitants. Créé en 1998 et opérationnel depuis 2001, l'hôpital joue un rôle stratégique dans l'offre de soins de la capitale économique ivoirienne.

Capacité et infrastructure : L'hôpital dispose d'une capacité d'accueil de 400 lits répartis dans plusieurs services : médecine interne, chirurgie générale, pédiatrie, gynécologie-obstétrique, urgences et réanimation. L'infrastructure comprend des blocs opératoires modernes, un laboratoire d'analyses médicales, un service d'imagerie (radiologie conventionnelle et échographie), une pharmacie hospitalière et des consultations externes.

Ressources humaines : L'établissement emploie environ 586 agents comprenant 70 médecins de différentes spécialités, 185 infirmiers et sage-femmes, 61 techniciens de laboratoire et d'imagerie, 11 pharmaciens et préparateurs, et 259 agents administratifs et de soutien. Cette configuration en fait un établissement de taille moyenne représentatif des hôpitaux généraux ivoiriens.

Activité médicale : L'hôpital enregistre annuellement environ 150 000 consultations externes, 25 000 hospitalisations, 3 500 interventions chirurgicales, 2 800 accouchements et 180 000 actes de laboratoire. Il assure également des missions de formation pour les étudiants en médecine et en soins infirmiers des instituts de formation sanitaire d'Abidjan.

Zone de desserte et population cible : L'hôpital dessert principalement la commune de Yopougon mais reçoit également des patients des communes environnantes (Abobo, Attécoubé) et de la zone périurbaine ouest d'Abidjan. La population desservie présente un profil socio-économique diversifié avec une proportion importante de ménages à revenus modestes, ce qui influence les modalités de financement des soins et les capacités d'investissement de l'établissement.

9.1.2. État des lieux des systèmes d'information

L'analyse de l'état des lieux des systèmes d'information de l'Hôpital Général de Yopougon Attié révèle une situation caractéristique de nombreux établissements publics ivoiriens : coexistence de systèmes hétérogènes, faible niveau d'intégration et processus largement manuels.

Système de gestion administrative : L'hôpital utilise un système de gestion administrative développé localement en 2015 par une société ivoirienne. Ce système gère l'admission des patients, la facturation, la tenue de la caisse et l'édition de quelques statistiques de base. Développé en PHP/MySQL, il fonctionne sur un serveur local hébergé dans les locaux de l'hôpital. Bien que fonctionnel pour les besoins de base, ce système présente plusieurs limitations : absence d'API pour l'intégration avec d'autres systèmes, interface utilisateur vieillissante, absence de mise à jour depuis 2017, et documentation technique limitée.

Système d'information de laboratoire : Le laboratoire de l'hôpital a bénéficié en 2019 du déploiement d'OpenELIS dans le cadre du programme national de renforcement des systèmes de laboratoire. Ce système open source gère l'ensemble du workflow de laboratoire depuis l'enregistrement des demandes jusqu'à la validation des résultats. OpenELIS représente le système le plus moderne de l'hôpital et offre des capacités d'intégration via des API. Cependant, au moment de l'étude, ces capacités n'étaient pas exploitées et les demandes d'analyses étaient encore saisies manuellement dans OpenELIS à partir des bons papier.

Gestion de la pharmacie : La pharmacie hospitalière utilise un logiciel basique de gestion des stocks développé sous Microsoft Access. Ce système permet le suivi des entrées et sorties de médicaments, le calcul des stocks et l'édition d'inventaires. Il ne gère pas la prescription électronique et ne s'interface avec aucun autre système. Les ordonnances sont manuscrites et la dispensation se fait après vérification manuelle de la disponibilité des produits.

Imagerie médicale : Le service d'imagerie dispose d'équipements numériques (radiologie numérique et échographes) mais ne dispose pas de système PACS pour l'archivage et la gestion des images. Les images sont stockées localement sur les postes d'acquisition et gravées sur CD-ROM pour remise aux patients. Les comptes-rendus sont rédigés sur traitement de texte et imprimés, sans archivage électronique structuré.

Dossier médical : Le dossier médical reste essentiellement papier. Chaque service maintient ses propres archives de dossiers physiques. Il n'existe pas de système de gestion électronique de documents ni de dossier médical électronique. La consultation de l'historique médical d'un patient nécessite la recherche et la manipulation des dossiers papier, processus chronophage et source de perte d'information.

Reporting et statistiques : La production des statistiques et rapports sanitaires constitue une charge de travail importante. Les données DHIS2 (système national de reporting) sont collectées manuellement depuis différents registres papier et le système administratif, puis saisies dans l'interface web DHIS2. Ce processus manuel génère des délais importants (rapports mensuels souvent transmis avec 2-3 semaines de retard) et des risques d'erreur.

9.1.3. Problématiques identifiées

L'état des lieux révèle plusieurs problématiques majeures qui impactent l'efficience opérationnelle, la qualité des soins et la capacité de pilotage de l'établissement.

Fragmentation informationnelle : L'information relative à un patient est dispersée entre multiples supports et systèmes sans possibilité de vue consolidée. Le dossier papier, le système administratif, OpenELIS, les résultats d'imagerie et les fichiers de la pharmacie constituent autant de silos d'information déconnectés. Cette fragmentation complique la prise en charge, particulièrement pour les patients chroniques nécessitant un suivi longitudinal.

Ressaisies multiples : Les mêmes informations sont saisies à multiples reprises dans différents systèmes. L'identité du patient est enregistrée à l'admission, puis ressaisie au laboratoire, à la pharmacie et pour chaque consultation. Les résultats d'examens validés dans OpenELIS sont retranscrits manuellement dans le dossier papier et parfois dans le système administratif. Ces ressaisies génèrent des coûts en temps de travail, des risques d'erreur et de la frustration pour les agents.

Délais d'accès à l'information : L'absence d'intégration génère des délais importants pour accéder à l'information. Un médecin souhaitant consulter un résultat d'analyse doit se déplacer au laboratoire ou attendre l'impression et l'acheminement du résultat papier. La recherche d'un dossier médical antérieur peut prendre 30 minutes à plusieurs heures selon l'organisation des archives. Ces délais impactent directement la qualité et l'efficience de la prise en charge.

Qualité et exhaustivité des données : Les processus manuels de collecte et de compilation des données génèrent des problèmes de qualité. Les données DHIS2 présentent des taux d'erreur estimés à 15-20% et des taux d'exhaustivité variables selon les périodes (60-85%). Les statistiques disponibles pour le pilotage de l'établissement sont limitées et produites avec retard, limitant leur utilité pour la prise de décision.

Absence d'aide à la décision clinique : Les médecins ne bénéficient d'aucun système d'aide à la décision clinique informatisé. Les alertes sur les interactions médicamenteuses, les contre-indications ou les protocoles de prise en charge reposent uniquement sur la mémoire et l'expertise des cliniciens, sans support informatique. Cette situation augmente les risques d'erreur, particulièrement pour les jeunes praticiens.

Continuité des soins inter-établissements : Lorsqu'un patient est référé vers un autre établissement ou consulte dans un service différent, son historique médical n'est pas accessible électroniquement. Le transfert d'information repose sur des documents papier (lettres de liaison, copies de résultats) que le patient doit transporter. Cette situation compromet la continuité des soins et oblige les cliniciens à recommencer certains examens par manque d'information.

Encadré 9.1 : Témoignage du personnel soignant

"Nous passons énormément de temps à chercher l'information et à la ressaisir dans différents registres. Un dossier patient complet nécessite de compiler des informations du dossier papier, d'aller au laboratoire chercher les résultats, de vérifier à la pharmacie quels médicaments ont été délivrés... C'est très chronophage et parfois on rate des informations importantes. Un système intégré nous ferait gagner beaucoup de temps et améliorerait la qualité de nos prises en charge." - Dr. A., médecin interniste à l'Hôpital Général de Yopougon Attié.

9.2. Méthodologie de recherche et collecte de données

Les recherches du Dr. Konan K. Pacôme sur l'évaluation de la maturité numérique de l'Hôpital Général de Yopougon Attié s'inscrivent dans une démarche scientifique rigoureuse combinant plusieurs méthodes de collecte et d'analyse de données. Cette section détaille la méthodologie employée, permettant d'apprécier la validité et la portée des résultats obtenus.

9.2.1. Cadre conceptuel : Modèle de Maturité Numérique de l'OMS

La recherche s'appuie sur le Modèle de Maturité Numérique (Digital Maturity Model) développé par l'Organisation Mondiale de la Santé spécifiquement pour évaluer le niveau de transformation numérique des établissements de santé. Ce modèle offre un cadre structuré et standardisé permettant des comparaisons entre établissements et dans le temps, structuré autour de six dimensions : leadership numérique, capacités technologiques, utilisation des outils numériques, interopérabilité des systèmes, participation des patients, et impact des technologies.

L'échelle de maturité définit cinq niveaux progressifs : (1) Initial/Ad hoc, (2) En développement, (3) Défini/ Structuré, (4) Géré/Mesurable, (5) Optimisé/Innovant. Cette échelle permet de positionner précisément un établissement et d'identifier les axes de progrès prioritaires.

9.2.2. Méthodologie de collecte

Un questionnaire structuré a été administré auprès de 551 membres du personnel (94% de l'effectif total), stratifié par catégories professionnelles. Des entretiens semi-directifs ont été menés auprès de 32 personnes clés, complétés par 40 heures d'observation directe et une analyse documentaire systématique. Le protocole a été approuvé par la direction de l'hôpital avec consentement éclairé de tous les participants.

9.3. Résultats et enseignements opérationnels

L'évaluation révèle que l'Hôpital Général de Yopougon Attié se situe à un stade initial de maturité numérique avec un score global de 32/100 (niveau 2 "En développement"). Les capacités technologiques (42/100) constituent le domaine le plus avancé, tandis que l'interopérabilité des systèmes (18/100) et la participation des patients (15/100) présentent les scores les plus faibles.

Les principales recommandations incluent : développer une stratégie numérique formalisée sur 3-5 ans, lancer un projet pilote d'intégration système administratif-OpenELIS, mettre en œuvre un identifiant patient unique, automatiser la remontée DHIS2, et développer un programme de formation continue structuré. Ces actions réalistes sur 12-18 mois généreront des bénéfices tangibles tout en construisant les fondations pour des développements futurs.

Chapitre 10. Autres études de cas ivoiriennes et régionales

Au-delà du cas approfondi de l'Hôpital Général de Yopougon Attié, ce chapitre élargit la perspective en analysant d'autres expériences significatives d'interopérabilité en Côte d'Ivoire et dans la région ouest-africaine. Ces études de cas complémentaires illustrent la diversité des approches, des défis et des solutions dans différents contextes et domaines d'application.

10.1. Réseaux de laboratoire, vaccination, surveillance des maladies

10.1.1. Réseau national de laboratoires et OpenELIS

Le déploiement du système OpenELIS dans le réseau national de laboratoires de Côte d'Ivoire constitue l'une des initiatives d'interopérabilité les plus abouties du pays. Avant 2018, les laboratoires utilisaient des systèmes hétérogènes rendant impossible la consolidation des données au niveau national. Le projet OpenELIS, financé par le CDC via PEPFAR, a débuté en 2018 avec 15 laboratoires pilotes et atteint 105 laboratoires en 2023.

L'interopérabilité a été développée sur plusieurs axes : intégration avec les automates (80% des analyses automatisées), export vers DHIS2 (transmission automatique hebdomadaire/mensuelle), et connexion au registre national des patients en cours. Les résultats sont significatifs : délai de transmission réduit de 15 à 2 jours, taux d'erreur passé de 25% à 8%, traçabilité améliorée avec 75% de réduction des pertes d'échantillons.

10.1.2. Système national de vaccination et DHIS2 Tracker

La Côte d'Ivoire a déployé DHIS2 Tracker pour la gestion individualisée des données de vaccination, remplaçant les registres papier traditionnels. Le système enregistre chaque enfant avec un identifiant unique, suit les doses de vaccins administrées, génère des alertes pour les rendez-vous manqués, et produit automatiquement les indicateurs de couverture vaccinale.

Déployé progressivement depuis 2020 dans 450 formations sanitaires, le système a permis d'améliorer le taux de complétude vaccinale de 12 points (de 78% à 90%), de réduire les perdus de vue de 35%, et d'améliorer la qualité des données de surveillance. L'intégration avec la plateforme régionale CEDEAO facilite le suivi des enfants transfrontaliers.

10.1.3. Surveillance intégrée des maladies et réponse (SIMR)

Le système SIMR utilise DHIS2 pour la surveillance hebdomadaire de 45 maladies à déclaration obligatoire. Les formations sanitaires saisissent les cas dans DHIS2, avec agrégation automatique aux niveaux district, régional et national. Des algorithmes de détection identifient les signaux précoces d'épidémie, déclenchant des alertes automatiques aux responsables.

L'intégration avec OpenELIS pour la confirmation biologique des cas suspects améliore la spécificité de la surveillance. Depuis 2021, le système a contribué à la détection précoce de 8 épidémies (méningite, rougeole, fièvre jaune) avec un gain moyen de 5 jours sur le délai de détection.

10.2. Expériences publiques-privées

10.2.1. Partenariat avec le secteur privé de santé

Un projet pilote lancé en 2022 intègre 25 cliniques privées au système national d'information sanitaire. Les cliniques transmettent leurs données via des API standardisées vers DHIS2, améliorant la complétude de la surveillance épidémiologique. Le secteur privé représente 40% de l'offre de soins à Abidjan mais n'était précédemment pas intégré au système national.

Les défis incluent l'hétérogénéité des systèmes privés, les préoccupations de confidentialité commerciale, et le coût de développement des interfaces. Les bénéfices mutuels (accès aux services nationaux, amélioration de la surveillance) ont facilité l'adhésion. Le projet est en cours d'extension à 100 cliniques.

10.2.2. Initiative régionale WAHO-DHIS2

L'Organisation Ouest Africaine de la Santé (OOAS/WAHO) coordonne une initiative régionale d'harmonisation DHIS2 dans les 15 pays CEDEAO. Une plateforme régionale agrège les données nationales standardisées, facilitant la surveillance transfrontalière et la coordination des réponses épidémiques.

Les 15 pays utilisent désormais DHIS2 avec des configurations harmonisées pour les maladies prioritaires. Cette standardisation a facilité la coordination de 4 campagnes de vaccination régionales et amélioré la détection de 12 épidémies transfrontalières depuis 2020. Les perspectives incluent l'extension à d'autres domaines (santé maternelle, VIH/tuberculose).

Ces études de cas démontrent que l'interopérabilité est réalisable dans le contexte ouest-africain avec des approches pragmatiques, des technologies appropriées et un engagement institutionnel fort. Les succès observés dans les systèmes verticaux peuvent servir de modèles pour l'interopérabilité horizontale entre établissements. Le chapitre suivant analyse les indicateurs et méthodes de mesure de la performance de ces systèmes interopérables.

Chapitre 11 Mesures et indicateurs de performance

La mesure de la performance des systèmes d'information sanitaire interopérables est essentielle pour démontrer leur valeur, identifier les axes d'amélioration et justifier les investissements. Ce chapitre présente un cadre complet d'indicateurs de performance et les méthodes de mesure adaptées au contexte des pays en développement.

11.1. KPI pour interopérabilité

Les indicateurs clés de performance (KPI) structurent l'évaluation de l'interopérabilité selon plusieurs dimensions complémentaires : technique, fonctionnelle, qualité, adoption et impact.

11.1.1. Indicateurs techniques d'interopérabilité

Disponibilité des interfaces : Taux de disponibilité des interfaces d'intégration (objectif >99%), durée moyenne des interruptions, fréquence des pannes. Mesure de la fiabilité technique du système.

Performance des échanges : Temps de réponse moyen des API (<2 secondes pour 95% des requêtes), débit d'échange (messages/heure), latence end-to-end. Ces métriques assurent une expérience utilisateur satisfaisante.

Qualité des données échangées : Taux d'erreur dans les échanges (<2%), taux de rejet des messages (causes : validation échouée, format incorrect), taux de complétude des données échangées (>95%).

11.1.2. Indicateurs fonctionnels

Couverture de l'interopérabilité : Nombre de systèmes interconnectés, pourcentage d'établissements connectés au système national, nombre de cas d'usage d'intégration opérationnels.

Volume des échanges : Nombre de messages échangés quotidiennement, nombre de patients avec données partagées entre systèmes, nombre de consultations du dossier partagé.

11.1.3. Indicateurs d'adoption et d'usage

Adoption utilisateur : Pourcentage d'utilisateurs actifs des fonctionnalités d'interopérabilité, fréquence d'utilisation, satisfaction utilisateur (enquêtes régulières).

Réduction des processus manuels : Diminution du temps de ressaisie, réduction des erreurs de transcription, gain de temps pour le personnel (enquêtes avant/après).

11.1.4. Indicateurs d'impact

Impact sur la qualité des soins : Réduction des examens redondants, amélioration de la continuité des soins (mesurée par enquêtes), réduction des erreurs médicales liées à l'information.

Impact sur l'efficience : Réduction des coûts opérationnels, optimisation du temps médical, retour sur investissement (ROI) des projets d'interopérabilité.

11.2. Tableaux de bord et audits

Les tableaux de bord et audits périodiques assurent le pilotage opérationnel et stratégique de l'interopérabilité. Un tableau de bord opérationnel (temps réel) surveille la disponibilité, les performances et les erreurs. Un tableau de bord tactique (hebdomadaire/mensuel) analyse les tendances d'usage et la qualité. Un tableau de bord stratégique (trimestriel/annuel) évalue l'impact et le ROI.

Les audits réguliers (semestriels) vérifient la conformité aux standards, la sécurité, la qualité des données et l'efficacité des processus. Ces évaluations objectives permettent d'identifier les écarts et de planifier les actions correctives.

Chapitre 12. Planification, implémentation et conduite du changement

La réussite des projets d'interopérabilité dépend autant de la qualité de la planification et de la conduite du changement que de l'excellence technique. Ce chapitre présente une méthodologie complète de gestion de projet adaptée aux contextes africains.

12.1. Approche projet (phases, gestion des risques)

Les projets d'interopérabilité suivent un cycle de vie structuré en phases : (1) Initialisation : définition du périmètre, analyse de faisabilité, constitution de l'équipe projet. (2) Planification : élaboration du plan détaillé, identification des risques, allocation des ressources. (3) Conception : spécifications fonctionnelles et techniques, définition des interfaces, validation par les parties prenantes. (4) Développement : développement et tests unitaires des composants, tests d'intégration, tests de performance. (5) Déploiement : déploiement pilote, formation des utilisateurs, déploiement progressif. (6) Stabilisation : support intensif post-déploiement, corrections des anomalies, optimisations. (7) Exploitation : maintenance opérationnelle, évolutions fonctionnelles, amélioration continue.

La gestion des risques identifie systématiquement les menaces potentielles : risques techniques (complexité, incompatibilités), risques organisationnels (résistance au changement, coordination), risques financiers (dépassements budgétaires), risques de planning (retards), risques de qualité (défauts, non-conformité). Chaque risque est évalué (probabilité × impact) et des stratégies de mitigation sont définies.

12.2. Stratégies de formation et acceptation par les soignants

La formation constitue un facteur critique de succès. Une stratégie de formation efficace comprend : (1) Évaluation des besoins de formation par profil utilisateur. (2) Développement de supports pédagogiques adaptés (manuels, vidéos, tutoriels interactifs). (3) Formation des formateurs (approche en cascade). (4) Sessions de formation pratiques sur environnement de démonstration. (5) Support de proximité pendant la phase de démarrage. (6) Évaluations régulières des compétences. (7) Formation continue et recyclage.

L'acceptation par les soignants nécessite une approche de conduite du changement structurée : Communication régulière sur les objectifs et bénéfices, implication des utilisateurs clés dès la conception, identification et mobilisation des "champions" du changement, prise en compte des feedbacks utilisateurs, célébration des succès et reconnaissance des efforts. La résistance au changement doit être anticipée et gérée de manière proactive par l'écoute, l'explication et l'accompagnement personnalisé.

12.3. Financement et modèles économiques durables

Le financement initial provient généralement de sources multiples : budgets nationaux, financements de projets (Banque mondiale, AFD, partenaires bilatéraux), financements sectoriels verticaux (GAVI, Fonds Mondial). Cette dépendance aux financements externes pose des défis de durabilité.

Les modèles économiques durables combinent : (1) Budget récurrent national pour maintenance et opérations. (2) Mutualisation des coûts entre établissements (services partagés). (3) Économies générées par l'efficience (réinvesties partiellement). (4) Contributions du secteur privé (pour accès aux services nationaux). La transition progressive d'un financement projet vers un financement récurrent budgétisé est essentielle pour la pérennité.

Chapitre 13. Sécurité informatique et résilience

La sécurité des systèmes d'information sanitaire interopérables constitue un enjeu majeur compte tenu de la sensibilité des données de santé et des menaces croissantes. Ce chapitre présente une approche globale de sécurité adaptée au contexte africain.

13.1. Gouvernance de la sécurité

La gouvernance de la sécurité s'articule autour de plusieurs piliers : (1) Politique de sécurité : document de référence définissant les principes, objectifs et règles de sécurité.

(2) Organisation : responsable sécurité des systèmes d'information (RSSI), comité de sécurité, correspondants sécurité. (3) Gestion des risques : analyse régulière des risques, plan de traitement, suivi des mesures. (4) Conformité : vérification du respect des réglementations et standards (protection des données, cybersécurité). (5) Sensibilisation

: formation continue du personnel aux bonnes pratiques de sécurité.

Les mesures techniques incluent : authentification forte (multifacteur), contrôle d'accès granulaire (RBAC), chiffrement des données (transit et repos), segmentation réseau, pare-feu et détection d'intrusion, antivirus et anti-malware, sauvegardes régulières et testées, journalisation et monitoring.

13.2. Gestion des incidents et plan de continuité

La gestion des incidents de sécurité suit un processus structuré : (1) Détection : surveillance continue, alertes automatiques, signalements utilisateurs. (2) Qualification

: analyse et classification de l'incident (criticité, impact). (3) Confinement : limitation de la propagation, isolation des systèmes compromis. (4) Investigation : analyse des causes, identification de l'étendue. (5) Éradication : suppression de la menace, correction des vulnérabilités. (6) Récupération : restauration des services, validation du fonctionnement. (7) Retour d'expérience : analyse post-incident, amélioration des processus.

Le plan de continuité d'activité (PCA) assure la résilience : identification des fonctions critiques, définition des objectifs de reprise (RTO, RPO), stratégies de continuité (redondance, basculement, mode dégradé), plans de reprise détaillés, tests réguliers du PCA. Ce plan est particulièrement important dans les contextes où les infrastructures peuvent être fragiles.

Chapitre 14. Interopérabilité et santé publique

L'interopérabilité transforme les capacités de santé publique en facilitant la surveillance épidémiologique, la détection précoce des épidémies et la coordination des réponses. Ce chapitre analyse comment l'interopérabilité renforce les fonctions essentielles de santé publique.

14.1. Intégration des systèmes de surveillance (IDSR)

La Surveillance Intégrée des Maladies et Riposte (SIMR/IDSR) bénéficie considérablement de l'interopérabilité. L'intégration automatique des données de surveillance depuis les formations sanitaires (DHIS2), les laboratoires (OpenELIS), et autres sources améliore la complétude, la fraîcheur et la qualité des données. Les algorithmes de détection analysent en temps réel les données pour identifier les signaux précoces d'épidémie.

Le système génère des alertes automatiques aux responsables selon des seuils configurables, accélère considérablement la détection et la notification. L'interopérabilité avec les systèmes régionaux (OOAS) et internationaux (OMS) facilite la coordination transfrontalière essentielle pour contrôler les épidémies qui ne connaissent pas de frontières.

14.2. Cas : détection et réponse aux épidémies

L'épidémie de méningite de 2022 en Côte d'Ivoire illustre l'apport de l'interopérabilité. Le système SIMR intégré a détecté l'augmentation anormale des cas 5 jours avant qu'elle n'atteigne le seuil épidémique officiel, permettant une mobilisation anticipée des ressources. La confirmation biologique automatique des cas par OpenELIS a amélioré la spécificité de la surveillance. La cartographie en temps réel a guidé les campagnes de vaccination ciblées. La coordination via la plateforme nationale a facilité la mobilisation des districts et partenaires. L'épidémie a été contrôlée en 6 semaines avec 40% de cas en moins par rapport aux épidémies précédentes non bénéficiant d'un système intégré.

Chapitre 15. Innovations et nouvelles technologies

Les technologies émergentes ouvrent de nouvelles perspectives pour l'interopérabilité des systèmes de santé. Ce chapitre explore comment l'intelligence artificielle, la blockchain et l'Internet des Objets (IoT) peuvent enrichir les écosystèmes de santé interopérables.

15.1. IA, apprentissage automatique et interopérabilité

L'intelligence artificielle s'appuie sur l'interopérabilité pour accéder aux données nécessaires à l'entraînement des modèles. Les systèmes interopérables facilitent la constitution de jeux de données riches et diversifiés pour l'apprentissage automatique. Les modèles d'IA peuvent être déployés comme services intégrés dans l'écosystème (aide au diagnostic, prédiction d'épidémies, optimisation des ressources).

Les applications concrètes incluent : aide au diagnostic radiologique (détection automatique d'anomalies), prédiction des risques patients (réadmissions, complications), détection de signaux épidémiologiques précoces, optimisation des parcours de soins, chatbots pour information et orientation des patients. L'interopérabilité permet aux algorithmes d'accéder aux données nécessaires tout en respectant les contraintes de sécurité et de confidentialité.

15.2. Blockchain, identité décentralisée et IoT médical

La blockchain offre des propriétés intéressantes pour certains cas d'usage de santé : immuabilité et traçabilité des données, gestion décentralisée de l'identité, smart contracts pour automatiser les processus. Des projets pilotes explorent son utilisation pour la gestion du consentement patient, la traçabilité des médicaments, le partage sécurisé de données de recherche.

L'Internet des Objets médicaux (IoMT) génère des volumes croissants de données de santé (moniteurs patients, dispositifs portables, capteurs). L'interopérabilité de ces dispositifs avec les systèmes cliniques nécessite des standards spécifiques (IEEE 11073, Continua). L'intégration de données IoMT enrichit les dossiers patients et permet le monitoring à distance, particulièrement pertinent pour les maladies chroniques et les zones mal desservies.

15.3. Technologies adaptées aux faibles ressources

L'innovation doit également porter sur l'adaptation aux contraintes des contextes à faibles ressources : solutions offline-first (fonctionnement sans connectivité permanente), optimisation pour smartphones bas de gamme, interfaces ultra-légères, compression intelligente des données, synchronisation différentielle optimisée. Ces innovations technologiques assurent l'inclusivité et l'équité d'accès aux bénéfices de l'interopérabilité.

Chapitre 16. Recommandations politiques et feuille de route nationale

Ce chapitre synthétise les enseignements des chapitres précédents en recommandations stratégiques et opérationnelles pour accélérer et pérenniser l'interopérabilité des systèmes de santé en Côte d'Ivoire. Il propose une feuille de route nationale cohérente et réaliste.

16.1. Priorités à court, moyen et long terme

16.1.1. Priorités à court terme (0-18 mois)

Gouvernance et cadre réglementaire : Formaliser la gouvernance nationale de l'interopérabilité (comité d'architecture, processus de décision), adopter officiellement le Cadre d'Interopérabilité national (CI-SIS CI), renforcer le cadre réglementaire de protection des données.

Infrastructure de base : Déployer le Client Registry national (identification unique des patients), opérationnaliser le Facility Registry (référentiel des établissements), mettre en place le Health Information Mediator (bus d'intégration national).

Intégrations prioritaires : Automatiser l'intégration DHIS2-OpenELIS dans 50 établissements pilotes, connecter les 45 CHR/hôpitaux généraux au système national, automatiser la remontée des données de surveillance.

Renforcement des capacités : Former 100 experts nationaux en interopérabilité et standards de santé, créer un centre d'expertise technique national, développer des guides d'implémentation en français.

16.1.2. Priorités à moyen terme (18-36 mois)

Extension de la couverture : Étendre le Client Registry à 250 établissements (secondaire et tertiaire), déployer le Shared Health Record pour partage de documents cliniques, connecter 100 établissements privés au système national.

Services avancés : Développer des services de télémédecine interopérables, mettre en place l'entrepôt de données national pour analytique, déployer des tableaux de bord décisionnels aux niveaux national, régional et district.

Intégration régionale : Harmoniser avec les initiatives CEDEAO, participer activement aux projets régionaux, faciliter les échanges transfrontaliers d'information sanitaire.

16.1.3. Priorités à long terme (36-60 mois)

Universalisation : Étendre les services d'interopérabilité au niveau primaire (1400 centres de santé), assurer la couverture nationale complète, inclure tous les acteurs (public, privé, communautaire).

Innovation : Déployer des services d'intelligence artificielle (aide diagnostic, prédiction), expérimenter blockchain pour cas d'usage pertinents, intégrer l'IoMT dans l'écosystème interopérable.

Pérennité : Assurer un financement récurrent budgétisé, développer l'autonomie technique nationale, évaluer et démontrer l'impact et le retour sur investissement.

16.2. Modèles de gouvernance et institutionnels recommandés

La gouvernance nationale de l'interopérabilité doit s'articuler autour de trois niveaux:

(1) **Niveau stratégique** : Comité National de Pilotage de l'Interopérabilité (présidence : Ministre de la Santé), définit les orientations, valide les investissements majeurs, arbitre les conflits.

(2) **Niveau tactique** : Comité Technique d'Architecture (animation : DIIS), valide les choix techniques, homologue les solutions, assure la cohérence.

(3) **Niveau opérationnel** : Centre d'Expertise Technique, accompagne les projets, développe les référentiels, forme les équipes, capitalise les retours.

Le modèle institutionnel recommandé prévoit : un financement pérenne via ligne budgétaire dédiée au MSHP, une équipe permanente de 15-20 experts à la DIIS, des partenariats formalisés avec les universités pour recherche et formation, une coopération renforcée avec l'OOAS et les pays voisins, un engagement du secteur privé via un consortium multi-acteurs.

Chapitre 17. Conclusion : perspectives et agenda de recherche

Ce livre a proposé une analyse approfondie de l'interopérabilité des systèmes d'information sanitaire en Côte d'Ivoire, s'appuyant sur les recherches du Dr. Konan K. Pacôme et une synthèse extensive de la littérature et des expériences internationales. Cette conclusion synthétise les enseignements majeurs et esquisse les perspectives d'évolution et les besoins de recherche futurs.

17.1. Synthèse des enseignements majeurs

L'analyse développée dans cet ouvrage conduit à plusieurs conclusions essentielles :

L'interopérabilité est réalisable dans le contexte africain : Les expériences présentées (OpenELIS, DHIS2, intégrations locales) démontrent que l'interopérabilité n'est pas une utopie technologique inaccessible mais une réalité atteignable avec des approches pragmatiques, des technologies appropriées et un engagement institutionnel soutenu.

Les standards ouverts sont essentiels : L'adoption de standards ouverts (HL7 FHIR, ICD, LOINC) et de solutions open source (OpenELIS, DHIS2, OpenHIE) réduit les dépendances propriétaires, facilite l'adaptation locale et optimise les coûts à long terme. Cette orientation stratégique doit être systématiquement privilégiée.

La gouvernance prime sur la technique : Les défis majeurs de l'interopérabilité ne sont pas principalement techniques mais organisationnels et politiques. Une gouvernance forte, des processus clairs et une coordination multi-acteurs sont plus critiques que la sophistication technologique.

L'approche progressive est la plus efficace : Les projets "big bang" présentent des risques élevés d'échec. Une approche progressive par phases, avec des gains rapides validant l'approche et des évaluations continues permettant l'ajustement, maximise les chances de succès.

Le contexte local doit guider les choix : Les solutions doivent être adaptées aux contraintes spécifiques du contexte (connectivité limitée, ressources humaines, profil épidémiologique, contexte culturel). L'importation de solutions inadaptées au contexte local est vouée à l'échec.

L'humain est au centre : La technologie n'est qu'un outil ; la transformation numérique est avant tout une transformation humaine et organisationnelle. La formation, l'accompagnement, l'implication des utilisateurs et laconduite du changement sont déterminants.

17.2. Perspectives d'évolution

Plusieurs tendances dessinent l'avenir de l'interopérabilité en santé en Afrique :

L'accélération de la transformation numérique : La pandémie de COVID-19 a révélé l'importance critique des systèmes d'information de santé résilients et interopérables. Cette prise de conscience accélère les investissements et les réformes. Les prochaines années verront une accélération significative de la digitalisation.

L'émergence de solutions africaines : Le continent développe progressivement ses propres solutions technologiques adaptées à ses besoins spécifiques. Des hubs d'innovation en santé numérique émergent au Kenya, au Ghana, en Côte d'Ivoire. Cette dynamique d'innovation endogène est prometteuse pour développer des solutions véritablement adaptées.

L'intégration régionale : Les initiatives régionales (OOAS, Union Africaine) gagnent en maturité et en impact. L'harmonisation des standards, la coordination des investissements et le partage d'expertise au niveau régional démultiplient l'impact des efforts nationaux.

L'intelligence artificielle : L'IA transformera profondément les systèmes de santé dans la prochaine décennie. Les systèmes interopérables facilitent l'accès aux données nécessaires au développement et au déploiement d'algorithmes d'IA. L'Afrique doit s'assurer que cette révolution bénéficie à tous et ne creuse pas les inégalités existantes.

17.3. Agenda de recherche future

Plusieurs domaines nécessitent des recherches approfondies pour guider les évolutions futures :

Évaluation d'impact rigoureuse : Des études longitudinales évaluant rigoureusement l'impact de l'interopérabilité sur les indicateurs de santé, la qualité des soins, l'efficience et l'équité sont nécessaires. Ces études doivent utiliser des méthodologies robustes (études contrôlées, analyses coût-bénéfice) pour démontrer objectivement la valeur créée.

Adaptation des standards aux contextes africains : Des recherches sont nécessaires pour adapter les standards internationaux aux spécificités épidémiologiques, culturelles et organisationnelles africaines. Le développement d'extensions africaines de SNOMED CT, l'enrichissement d'ICD-11 pour les pathologies tropicales, l'intégration de la médecine traditionnelle dans les classifications sont autant de chantiers de recherche.

Modèles économiques durables : La question du financement pérenne reste largement ouverte. Des recherches en économie de la santé doivent explorer des modèles économiques innovants assurant la durabilité des systèmes sans dépendance excessive aux financements externes de projets.

Aspects éthiques et sociétaux : Les enjeux éthiques liés à l'utilisation des données de santé, à l'intelligence artificielle, à la souveraineté numérique nécessitent des recherches interdisciplinaires (éthique, droit, sciences sociales) pour guider les politiques et pratiques.

Technologies adaptées aux faibles ressources : La recherche technologique doit explorer des innovations spécifiquement conçues pour fonctionner dans des environnements à ressources limitées : solutions ultra-légères, optimisations pour connectivité intermittente, architectures résilientes aux pannes, interfaces adaptées aux faibles niveaux d'alphabétisation.

17.4. Mot de conclusion

L'interopérabilité des systèmes d'information sanitaire en Côte d'Ivoire et en Afrique de l'Ouest n'est pas une question purement technique mais un enjeu stratégique pour la santé publique, le développement et la souveraineté. Elle conditionne la capacité des systèmes de santé à relever les défis sanitaires contemporains : maladies infectieuses émergentes, maladies chroniques, inégalités d'accès aux soins.

Les fondations sont en place : standards matures, technologies éprouvées, expériences réussies, volonté politique croissante. Le moment est propice pour accélérer la transformation et bâtir des systèmes de santé véritablement connectés, intelligents et centrés sur les patients.

Ce livre, en s'appuyant sur les recherches rigoureuses du Dr. Konan K. Pacôme et une synthèse approfondie des connaissances internationales, ambitionne de contribuer à cette dynamique en fournissant aux décideurs, aux professionnels et aux chercheurs un cadre de référence pour l'action et la réflexion.

L'enjeu dépasse les frontières ivoiriennes ou ouest-africaines : il s'agit de démontrer que les technologies numériques peuvent être mises au service d'une santé plus équitable, plus efficiente et plus accessible à tous, où qu'ils soient. C'est à cette ambition que cet ouvrage souhaite modestement contribuer.

Annexes

Annexe A : Glossaire des termes techniques

API (Application Programming Interface)

Interface de programmation permettant à des applications de communiquer entre elles selon des règles standardisées.

DHIS2 (District Health Information System 2)

Plateforme open source de gestion de l'information sanitaire développée par l'Université d'Oslo, utilisée par plus de 70 pays pour la collecte, l'analyse et la visualisation des données de santé.

DME (Dossier Médical Électronique)

Système informatique gérant les informations cliniques d'un patient au sein d'un établissement de santé.

DMP (Dossier Médical Personnel)

Référentiel regroupant l'ensemble des données de santé d'un patient, partagé entre différents professionnels et établissements de santé.

HL7 (Health Level Seven)

Famille de standards internationaux pour l'échange d'informations de santé entre systèmes informatiques.

FHIR (Fast Healthcare Interoperability Resources)

Standard moderne d'interopérabilité développé par HL7, basé sur les technologies web (REST, JSON, XML) et organisé autour de ressources réutilisables.

ICD (International Classification of Diseases)

Classification internationale des maladies développée par l'OMS, utilisée mondialement pour coder les diagnostics et les causes de décès.

Interopérabilité

Capacité de systèmes hétérogènes à échanger des informations et à utiliser ces informations de manière cohérente et significative.

LIS (Laboratory Information System)

Système d'information gérant le workflow complet d'un laboratoire d'analyses médicales.

LOINC (Logical Observation Identifiers Names and Codes)

Nomenclature universelle pour l'identification des tests de laboratoire, mesures cliniques et documents de santé.

OpenELIS

Système d'information de laboratoire open source développé initialement pour les programmes VIH et adapté à différents contextes.

OpenHIE (Open Health Information Exchange)

Initiative développant une architecture ouverte et des logiciels open source pour l'échange d'informations de santé dans les pays en développement.

SNOMED CT (Systematized Nomenclature of Medicine Clinical Terms)

Terminologie clinique complète et multilingue couvrant l'ensemble des domaines de la médecine.

Annexe B : Liste des acronymes

Acronyme	Signification
AFD	Agence Française de Développement
API	Application Programming Interface
ARTCI	Autorité de Régulation des Télécommunications/TIC de Côte d'Ivoire
CDC	Centers for Disease Control and Prevention
CEDEAO	Communauté Économique des États de l'Afrique de l'Ouest
CHR	Centre Hospitalier Régional
CHU	Centre Hospitalier Universitaire
CI-SIS	Cadre d'Interopérabilité des Systèmes d'Information de Santé
DHIS2	District Health Information System 2
DIIS	Direction de l'Informatique et des Systèmes d'Information Sanitaire
DME	Dossier Médical Électronique
DMP	Dossier Médical Personnel
ESB	Enterprise Service Bus
FHIR	Fast Healthcare Interoperability Resources
HIS	Hospital Information System
HL7	Health Level Seven

ICD	International Classification of Diseases
IHE	Integrating the Healthcare Enterprise
IoMT	Internet of Medical Things
KPI	Key Performance Indicator
LIS	Laboratory Information System
LOINC	Logical Observation Identifiers Names and Codes
MSHP	Ministère de la Santé et de l'Hygiène Publique
OMS	Organisation Mondiale de la Santé
OOAS	Organisation Ouest Africaine de la Santé
PACS	Picture Archiving and Communication System
PMS	Patient Management System
REST	Representational State Transfer
RGPD	Règlement Général sur la Protection des Données
SIMR	Surveillance Intégrée des Maladies et Riposte
SIS	Système d'Information Sanitaire
SNOMED CT	Systematized Nomenclature of Medicine Clinical Terms
SOA	Service Oriented Architecture
USAID	United States Agency for International Development

Annexe C : Bibliographie sélective

Konan, K.P. (2025). Évaluation du niveau de la maturité numérique des établissements sanitaires publics de Côte d'Ivoire : Cas de l'Hôpital Général de Yopougon Attié. *Revue Internationale des Sciences de Gestion*, 8(1).

Organisation Mondiale de la Santé (2022). *Digital Health Maturity Model*. Genève : OMS.

Organisation Mondiale de la Santé (2021). *Global Strategy on Digital Health 2020-2025*. Genève : OMS.

Union Africaine (2020). *Cadre d'Interopérabilité des Systèmes d'Identité Numérique en Afrique*. Addis-Abeba : UA.

MEASURE Evaluation (2019). L'intégration des systèmes d'information en Côte d'Ivoire améliorera la qualité et l'utilisation des données de santé. Chapel Hill : MEASURE Evaluation.

Mamuye, A.L., Yilma, T.M., & Abdulwahab, A. (2022). Health information exchange policy and standards for digital health systems in Africa: a systematic review. *PLOS Digital Health*, 1(8), e0000118.

HL7 International (2023). *FHIR Release 5.0*. Ann Arbor : HL7 International.

OpenHIE (2023). *OpenHIE Architecture Specification*. OpenHIE Community.

DHIS2 (2023). *DHIS2 Implementation Guide*. Oslo: University of Oslo.

Ministère de la Santé de Côte d'Ivoire (2022). *Plan Stratégique du Système d'Information Sanitaire 2022-2026*. Abidjan : MSHP.

Annexe D : Remerciements détaillés

Cet ouvrage est le fruit d'un travail collectif impliquant de nombreux acteurs que nous souhaitons remercier chaleureusement :

Dr. Konan K. Pacôme, dont les recherches rigoureuses sur la maturité numérique de l'Hôpital Général de Yopougon Attié constituent le cœur empirique de ce livre. Sa contribution scientifique et son engagement pour l'amélioration du système de santé ivoirien ont été essentiels.

La Direction de l'Hôpital Général de Yopougon Attié et l'ensemble du personnel ayant participé aux enquêtes et entretiens, pour leur disponibilité et leur ouverture.

La Direction de l'Informatique et des Systèmes d'Information Sanitaire (DIIS) du Ministère de la Santé de Côte d'Ivoire, pour son soutien et le partage d'informations stratégiques.

Les experts internationaux et régionaux qui ont enrichi cet ouvrage de leur expertise : l'Organisation Mondiale de la Santé, l'Organisation Ouest Africaine de la Santé, MEASURE Evaluation, et les nombreux experts ayant contribué aux projets OpenELIS, DHIS2 et OpenHIE.

Upway Books, pour avoir accepté de publier cet ouvrage et de contribuer ainsi à la diffusion des connaissances sur l'interopérabilité en Afrique.

Nos remerciements s'adressent également à toutes les personnes qui, de près ou de loin, ont contribué à la réalisation de cet ouvrage.

www.ingramcontent.com/pod-product-compliance
Lightning Source LLC
Chambersburg PA
CBHW062030270326
41929CB00014B/2384